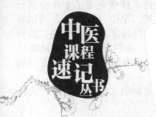

中医课程速记丛书

U0211999

胡波 主编

针灸经穴
速记歌诀

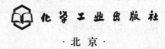

化学工业出版社

·北京·

本书系统整理了十四经经穴定位歌诀，详细介绍了十四经循行线路与经穴及常用经外奇穴，包括取穴法、定位、刺灸法、功用等内容。每一穴位都绘制了定位示意图，并标示了重要的体表、解剖标志及骨度分寸，形象直观，便于掌握。并附经典针灸临证歌诀《标幽赋》、《百症赋》、《玉龙歌》等，以及临床常用经穴的主治病症和配伍应用。

本书图文互参，取穴定位准确，歌诀朗朗上口，适用于针灸推拿专业学生及初学者。

图书在版编目（CIP）数据

针灸经穴速记歌诀/胡波主编. —北京：化学工业出版社，2015.11（2024.10重印）
（中医课程速记丛书）
ISBN 978-7-122-25145-9

Ⅰ.①针…　Ⅱ.①胡…　Ⅲ.①针灸疗法-基本知识
Ⅳ.①R245

中国版本图书馆 CIP 数据核字（2015）第 218062 号

责任编辑：李少华　　　　　　　装帧设计：关　飞
责任校对：吴　静

出版发行：化学工业出版社
　　　　　（北京市东城区青年湖南街 13 号　邮政编码 100011）
印　　刷：北京云浩印刷有限责任公司
装　　订：三河市振勇印装有限公司
710mm×1000mm　1/32　印张 8¼　字数 164 千字
2024 年 10 月北京第 1 版第 13 次印刷

购书咨询：010-64518888
售后服务：010-64518899
网　　址：http://www.cip.com.cn
凡购买本书，如有缺损质量问题，本社销售中心负责调换。

定　　价：25.00 元　　　　　　　　版权所有　违者必究

本书编写人员

主 编

胡 波

编写人员

（按姓氏笔画排序）

卢 婧　李忠龙　胡 波　郭长青　徐秋玲

编写说明

腧穴学是针灸推拿学的基础，而取穴法则是腧穴学的关键，直接决定着临床疗效。最新的国家经络穴位标准标示人体腧穴共 408 个，包括全部十四经经穴 362（经外奇穴印堂归入督脉）个，常用经外奇穴 46 个。对于初学者来说，如何清楚记忆穴位定位、掌握取穴方法不是一件容易的事情。针灸歌诀是前人总结并流传至今辅助记忆穴位定位的良好方法。

作者系统整理了十四经经穴定位歌诀，并详细介绍了十四经循行线路与经穴及常用经外奇穴，包括取穴法、定位、刺灸法、功用等内容。为了便于初学者从直观上了解穴位的解剖定位，对每一穴位都绘制了定位示意图，并标示了重要的体表、解剖标志及骨度分寸，形象直观，便于掌握。此外，为了便于读者进一步掌握针灸穴位的临床应用，还整理了经典针灸临证歌诀《标幽赋》、《百症赋》、《玉龙歌》等，并详细介绍了临床常用经穴的主治病症和配伍应用。

本书图文互参，取穴定位准确，歌诀朗朗上口，适用于针灸推拿专业学生及初学者。

由于时间所限，难免出现疏漏之处，还请广大读者和专家提出宝贵意见！

编者
2015 年 8 月

目 录

第三章 历代针灸歌赋选 / 219

第四章 常用腧穴主治及临床应用 / 236

索引 / 254

第一章 总论

第一节 经络腧穴概述

经络是人体内运行气血的通道。"经"，有路径的含义，为直行的主干；"络"，有网络的含义，为侧行的分支。经脉以上下纵行为主，系经络的主体部分；络脉从经脉中分出侧行，系经络的细小部分。《灵枢·脉度》指出："经脉为里，支而横者为络，络之别者为孙。"经络纵横交错，遍布全身，是人体重要的组成部分。经络系统将人体的组织器官、四肢百骸联络成一个有机的整体，并通过经气的活动，调节全身各部的功能，运行气血、协调阴阳，从而使整个机体保持协调和相对平衡。

其中十二经脉系指十二脏腑所属的经脉，是经络系统的主体，故又称为"正经"，分别为手太阴肺经、手阳明大肠经、足阳明胃经、足太阴脾经、手少阴心经、手太阳小肠经、足太阳膀胱经、足少阴肾经、手厥阴心包经、手少阳三焦经、足少阳胆经、足厥阴肝经。脏腑以脏为阴，以腑为阳。阳经属于腑络于脏，阴经属于脏络于腑。手三阴联系胸部，内属于肺、心、心包；足三阴联系腹部，内属于脾、肝、肾。手三阳内属于大肠、三焦、小肠；足三阳内属于胃、胆、膀胱。十二经脉运行气血，如环无端而灌流周身，相互衔接（表1-1）。而奇经八脉中的任脉和督脉，因为各有其所属的腧穴，故与十二经相提并论合称"十四经"。十四经均具有一定的循行路线、病候和所属腧穴，是经络系统中的主要部分。

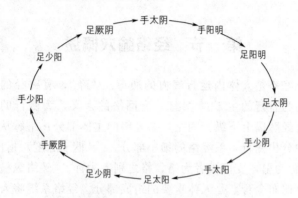

表1-1　十二经脉脏腑络属简表

	十二经脉	络属脏腑
手三阴经	手太阴肺经	属肺, 络大肠
	手厥阴心包经	属心包, 络三焦
	手少阴心经	属心, 络小肠
手三阳经	手阳明大肠经	属大肠, 络肺
	手少阳三焦经	属三焦, 络心包
	手太阳小肠经	属小肠, 络心
足三阴经	足太阴脾经	属脾, 络胃
	足厥阴肝经	属肝, 络胆
	足少阴肾经	属肾, 络膀胱

十二经脉		络属脏腑
足三阳经	足阳明胃经	属胃，络脾
	足少阳胆经	属胆，络肝
	足太阳膀胱经	属膀胱，络肾

腧穴是人体脏腑气血输注于体表的部位。人体的腧穴总体上可归纳为十四经穴、奇穴、阿是穴三类。

1. 十四经穴

是指具有固定的名称和位置，且归属于十四经脉（十二正经和任脉、督脉）系统的腧穴。这类腧穴具有与归属经脉密切相关的某些主治或作用规律，简称"经穴"。十四经穴是腧穴的主要部分。

2. 奇穴

是指既有一定的名称，又有明确的位置，但尚未归入或不便归入十四经脉系统的腧穴。又称"经外奇穴"。

3. 阿是穴

是指既无固定名称，亦无固定位置，而是以压痛点或病变局部或其他反应点等作为针灸部位的一类腧穴，又称"天应穴""不定穴"等。《备急千金要方》载："有阿是之法，言人有病痛，即令捏其上，若里当其处，不问孔穴，即得便快或痛处，即云阿是，灸刺皆验，故曰阿是穴也。"

第二节　常用腧穴定位法

取穴是否准确，直接影响针灸的疗效。因此，针灸治疗，强调准确取穴。《灵枢·邪气脏腑病形》指出："刺此者，必中气穴，无中肉节。"《备急千金要方》亦载："灸时孔穴不正，无益于事，徒破好肉耳。"为了准确取穴，必须掌握好腧穴的定位方法。常用的腧穴定位方法有以下4种。

❖ 骨度分寸定位法

骨度分寸定位法，是指主要以骨节为标志，将两骨节之间的长度折量为一定的分寸，用以确定腧穴位置的方法。不论男女、老少、高矮、胖瘦，均可按一定的骨度分寸在其自身测量。现时采用的骨度分寸是以《灵枢·骨度》所规定的人体各部的分寸为基础，结合历代医家创用的折量分寸而确定的（表1-2）。

❖ 体表解剖标志定位法

体表解剖标志定位法，是以人体解剖学的各种体表标志为依据来确定腧穴位置的方法，又称自然标志定位法。人体体表解剖标志可分为固定的标志和活动的标志两种。

1. 固定的标志

指各部位由骨节、肌肉所形成的突起、凹陷及五官轮廓、发际、指（趾）甲、乳头、脐等，是在自然姿势下可见的标志，可以借助这些标志确定腧穴的位置。如以腓骨小头为标志，在其前下方凹陷中定阳陵泉；以足内踝尖为标志，在其上3寸，胫骨内侧缘后方定三阴交；以眉头定攒竹；以脐为标志，脐中即为神阙，其旁开2寸定天枢等。

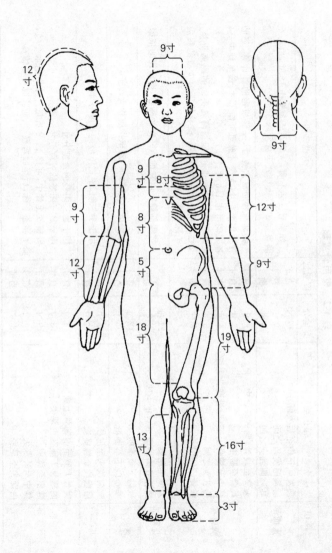

表 1-2　常用骨度表

部位	起止点	折量分寸	度量法	说　明
头面部	前发际正中至后发际正中	12寸	直寸	如前后发际不明，从眉心至大椎作18寸，眉心至前发际3寸，大椎穴至后发际3寸
	前两额发角之间	9寸	直寸	
	耳后两乳突之间	9寸	横寸	
胸腹部	天突至歧骨（胸剑联合中点）	9寸	直寸	胸部与肋骨取穴直寸，一般根据肋骨计算，每根肋骨计1寸（天突至璇玑可作1寸，璇玑至中庭各穴间可作1.6寸计算）；胸腹部取穴横寸，可根据两乳头之间的距离折算，女性可用锁骨中线代替；横骨长度为少腹的腹股沟毛际部横量标志
	歧骨至脐中	8寸	直寸	
	脐中至横骨上廉（耻骨联合上缘）	5寸	直寸	
	两乳头之间	8寸	横寸	
	横骨（耻骨）长	8寸	横寸	
背腰部	大椎至尾骶	21椎		背腰部腧穴以脊椎棘突作为标志，作定位的依据
	肩胛骨内侧缘至后正中线	3寸	直寸	
身侧部	腋以下至季胁	12寸	直寸	季胁指第11肋骨端，髀枢指股骨大转子
	季胁以下至髀枢	9寸	直寸	
上肢部	腋前纹头至肘横纹	9寸	直寸	用于手三阴、手三阳经的骨度分寸
	肘横纹至腕横纹	12寸	直寸	
下肢部	横骨上廉至内辅骨上廉	18寸	直寸	用于足三阴、足三阳经的骨度分寸；臀横纹至膝中，可作14寸折量；膝中的水平线，前平膝盖下缘，后平腘横纹；屈膝时可平犊鼻
	内辅骨下廉至内踝尖	13寸	直寸	
	髀枢至膝中	19寸	直寸	
	膝中至外踝尖	16寸	直寸	
	内踝尖至足底	3寸	直寸	

2. 活动的标志

指各部的关节、肌肉、肌腱、皮肤随着活动而出现的空隙、凹陷、皱纹、尖端等，是在活动姿势下才会出现的标志，据此亦可确定腧穴的位置。如在耳屏与下颌关节之间，微张口呈凹陷处取听宫；下颌角前上方约1横指当咀嚼时咬肌隆起、按之凹陷处取颊车等。

❖ 手指同身寸定位法

手指同身寸定位法，是指依据患者本人手指为尺寸折量标准来量取腧穴的定位方法，又称"指寸法"。常用的手指同身寸有以下3种。

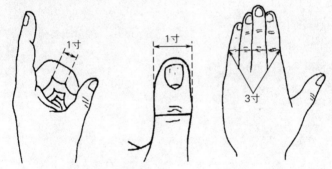

1. 中指同身寸

以患者中指中节桡侧两端纹头（拇、中指屈曲成环形）之间的距离作为1寸。

2. 拇指同身寸

以患者拇指的指间关节的宽度作为1寸。

3. 横指同身寸

令患者将食指、中指、无名指和小指并拢，以中指中节横纹为标准，其四指的宽度作为 3 寸。四指相并名曰"一夫"；用横指同身寸量取腧穴，又名"一夫法"。

❖ 简便定位法

简便定位法，是临床中一种简便易行的腧穴定位方法。如立正姿势，手臂自然下垂，其中指端在下肢所触及处为风市；两手虎口自然平直交叉，一手食指压在另一手腕后高骨的上方，其食指尽端到达处取列缺等。此法是一种辅助取穴方法。

第二章 各 论

第一节 手太阴肺经

❖ 手太阴肺经循行

《灵枢·经脉》：肺手太阴之脉，起于中焦，下络大肠，还循胃口，上膈，属肺，从肺系①横出腋下，下循

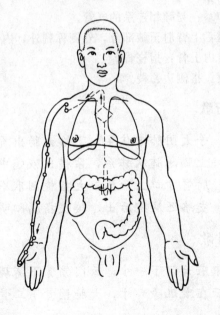

臑②内，行少阴、心主之前，下肘中，循臂内上骨③下廉④，入寸口，上鱼，循鱼际，出大指之端。其支者：从腕后直出次指内廉，出其端。

【译文】手太阴肺经起于中焦，向下行联络大肠，返还向上到胃上口贲门处，向上穿过横膈联属于肺，再从气管横走并由腋窝部出于体表，沿着上臂的内侧，在手少阴心经与手厥阴心包络经的前面下行，至肘部内侧，再沿着前臂的内侧、桡骨的下缘至寸口动脉搏动处，经过鱼际抵达大指桡侧指甲根少商。其支脉从腕后列缺分出，沿着食指桡侧至食指端商阳联系手阳明大肠经。

【注释】

① 肺系：与肺相连系的气管。

② 臑：上臂肘至腋部分，外侧称臑外，内侧称臑内。

③ 臂内上骨：指桡骨。

④ 廉：指侧边、棱。

❖ 肺经循行歌

> 手太阴肺中焦生，下络大肠出贲门，
> 上膈属肺从肺系，系横出腋臑中行，
> 肘臂寸口上鱼际，大指桡侧爪甲根，
> 支络还从腕后出，接次指属阳明经。

❖ 肺经分寸歌

> 中府云门下一寸，云门锁骨下窝现，
> 云在璇玑旁六寸，大肠巨骨下二骨，

天府腋三动脉求，侠白肘上五寸主，
尺泽肘中肌腱外，孔最腕上七寸拟，
列缺腕上一寸半，经渠寸口陷中取，
太渊掌后横纹头，鱼际节后散脉里，
少商大指端桡侧，鼻衄刺之立时止。

❖ 肺经经穴

中府（Zhōngfǔ，LU1）

【定位】在胸部，横平第 1 肋间隙，锁骨下窝外侧，前正中线旁开 6 寸。

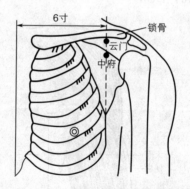

【取法】正坐位，以手叉腰，先取锁骨外端下方凹陷处的云门，当云门直下约 1 寸，与第 1 肋间隙平齐处是穴。或仰卧位，自乳头（指男子）向外 2 寸处，再直线向上摸取肋骨，第一肋间隙处取穴。

【刺灸法】刺法：直刺或向外斜刺 0.3～0.5 寸。灸法：艾条灸 10～20 分钟。

【功用】止咳平喘，清肺泄热，补气健脾。

云门（Yúnmén，LU2）

【定位】在胸部，锁骨下窝凹陷中，肩胛骨喙突内缘，前正中线旁开6寸。

【取法】正坐位，用手叉腰，当锁骨外端下缘出现的三角形凹陷的中点处。

【刺灸法】刺法：斜刺，向外斜刺0.5～1.0寸。灸法：艾条灸5～15分钟。

【功用】肃肺理气，泄四肢热。

天府（Tiānfǔ，LU3）

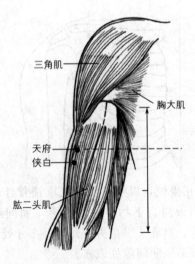

三角肌

胸大肌

天府
侠白

肱二头肌

【定位】在臂前区，腋前纹头下3寸，肱二头肌桡侧缘处。

【取法】坐位，臂向前平举，俯头，鼻尖接触上臂侧处是穴；坐位，微屈肘，肱二头肌外侧缘，肘横纹上6寸处是穴。

【刺灸法】刺法：直刺，0.5～1.0寸。针感：局部酸胀，可向臂部或肘部放散。灸法：艾炷灸或温针灸3～5壮，艾条灸5～10分钟。

【功用】疏调肺气，镇惊止血。

侠白（Xiábái，LU4）

【定位】在臂前区，腋前纹头下4寸，肱二头肌桡侧缘处。

【取法】坐位或仰卧位取穴，肱二头肌外侧缘，腋前纹头下4寸。

【刺灸法】刺法：直刺，0.5～1.0寸。针感：局部酸胀，似触电感传至胸前，或向前臂部放散。灸法：艾炷灸或温针灸3～5壮，艾条灸5～10分钟。

【功用】宣肺理气，宽胸和胃。

尺泽（Chǐzé，LU5）

【定位】在肘区，肘横纹上，肱二头肌腱桡侧凹陷中。

【取法】仰掌，微屈肘，在肘关节掌面，肘横纹桡侧端取穴。

【刺灸法】刺法：①直刺，0.5～1.0寸（针感：局部酸胀，或者触电样感向前臂或手部放散）；②点刺，可用三棱针或粗毫针点刺出血，用于急性吐泻。灸法：艾炷灸或温针灸5～7壮，艾条灸5～10分钟。

【功用】滋阴润肺，止咳降逆。

孔最（Kǒngzuì，LU6）

【定位】在前臂前区，腕掌侧远端横纹上 7 寸，尺泽（LU5）与太渊（LU9）连线上。

【取法】伸臂仰掌取穴。

【刺灸法】刺法：直刺 0.5～0.8 寸，局部酸胀沉重，有针感向前臂放散。灸法：艾炷灸或温针灸 5～7 壮，艾条灸 10～20 分钟。

【功用】清热解毒，降逆止血。

列缺（Lièquē，LU7）

【定位】在前臂，腕掌侧远端横纹上 1.5 寸，当肱桡肌与拇长展肌腱之间，拇长展肌腱沟的凹陷中。

【取法】以左右两手虎口交叉，一手食指押在另一手的桡骨茎突上，当食指尖到达之凹陷处是穴。或立掌或侧掌，把拇指向外上方翘起，先取两筋之间的阳溪，在阳溪上 1.5 寸的桡骨茎突中部有一凹陷即是本穴。

【刺灸法】刺法：向上或向下斜刺 0.3～0.5 寸。灸法：艾条灸 5～10 分钟，此处不宜瘢痕灸。

【功用】祛风散邪，通调任脉。

经渠（Jīngqú，LU8）

【定位】在前臂前区，腕掌侧远端横纹上 1 寸，桡骨茎突与桡动脉之间。

【取法】手掌平放，掌心与拇指向上，距腕横纹 1 寸的桡动脉搏动处。

【刺灸法】刺法：直刺 0.1～0.3 寸，应避开桡动脉进针。灸法：艾条灸 5～10 分钟，不宜瘢痕灸。

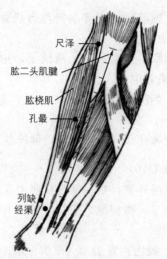

尺泽

肱二头肌腱

肱桡肌

孔最

列缺
经渠

【功用】宣肺平喘，开胸顺气。

太渊 (Tàiyuān，LU9)

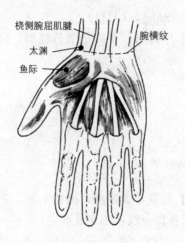

桡侧腕屈肌腱

腕横纹

太渊

鱼际

【定位】在腕前区，桡骨茎突与舟状骨之间，拇长展肌腱尺侧凹陷中。

【取法】仰掌，当掌后第一横纹上，用手摸有脉搏跳动处的桡侧凹陷者中是穴。

【刺灸法】刺法：直刺 0.2～0.3 寸，避开桡动脉。灸法：艾条灸 5～10 分钟，不宜瘢痕灸。

【功用】止咳化痰，通调血脉，健脾益气。

鱼际（Yújì，LU10）

【定位】在手外侧，第一掌骨桡侧中点赤白肉际处。

【取法】侧掌，微握掌，于第一掌骨中点赤白肉际处取穴。

【刺灸法】刺法：直刺 0.3～0.5 寸。灸法：艾条灸 3～5 分钟。

【功用】疏风清热，宣肺利咽。

少商（Shàoshāng，LU11）

【定位】伸拇指，在拇指末节桡侧，指甲根角侧上方 0.1 寸。

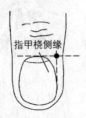

指甲桡侧缘

【取法】侧掌，微握拳，拇指上翘，手拇指爪甲桡侧缘和基底部各作一线，相交处取穴。

【刺灸法】刺法：浅刺 0.1~0.2 寸，或用三棱针点刺出血。灸法：艾条灸 5~10 分钟。

【功用】清热解表，通利咽喉，醒神开窍。

第二节　手阳明大肠经

❖ 手阳明大肠经循行

《灵枢·经脉》：大肠手阳明之脉，起于大指次指[①]之端，循指上廉出合谷两骨[②]间，上入两筋[③]之中，循臂上廉，入肘外廉，上臑外前廉，上肩，出髃骨[④]之前廉，上

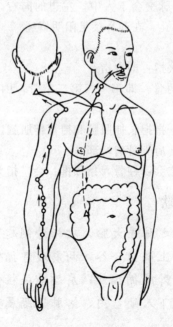

出于柱骨之会⑤上，下入缺盆，络肺，下膈，属大肠。

其支者，从缺盆上颈，贯颊，入下齿中，还出挟口，交人中，左之右，右之左，上挟鼻孔。

【译文】

手阳明大肠经起于食指指甲桡侧角商阳，沿食指桡侧缘至第一、第二掌骨之间的合谷，经两筋凹陷处阳溪向上循前臂桡侧上至肘外侧。经上臂外侧前边，上肩，出肩峰前边，向上交会于颈部大椎，从肩下入缺盆内，络肺，通过横膈，下属大肠。

其支脉从缺盆向上经过颈部、面颊部进入下齿中，回还出来左右两脉交会于人中，左边的向右，右边的向左，再向上夹于鼻孔，在迎香接足阳明胃经。

【注释】

① 大指次指：即食指。

② 合谷两骨：即第一、第二掌骨，因其分歧，合称歧骨。

③ 两筋：指拇长伸肌腱和拇短伸肌腱。

④ 髃骨：肩胛骨肩峰部。

⑤ 柱骨之会：柱骨，指颈椎；会，指大椎。

❖ 大肠经循行歌

> 阳明之脉手大肠，次指外侧起商阳，
> 循指上廉出合谷，两筋歧骨循臂膀，
> 入肘外廉循臑外，肩端前廉柱骨旁，
> 从肩下入缺盆内，络肺下膈属大肠，

支从缺盆直上颈，斜贯颊前下齿当，

环出人中交左右，上夹鼻孔注迎香。

❖ 大肠经分寸歌

商阳食指外侧边，二间来寻本节前，

三间节后陷中取，合谷虎口歧骨间，

阳溪腕上两筋陷，偏历腕后三寸安，

温溜腕后去五寸，池前四寸下廉看，

池前三寸上廉中，池前二寸三里逢，

曲池屈肘纹头尽，肘髎大骨外廉近，

大筋中央寻五里，肘上三寸行向里，

臂臑肘上七寸量，肩髃肩端举臂取，

巨骨肩尖端上行，天鼎喉旁肌后缘，

扶突肌中平喉结，禾髎水沟旁五分，

鼻翼中点外迎香，大肠经穴自分明。

❖ 大肠经经穴

商阳（Shāngyáng, LI1）

【定位】伸食指，在食指末节桡侧，指甲根角侧上方
0.1寸。

【取法】微握拳，食指前伸，手食指爪甲桡侧与基底
部各作一线，相交处是穴。

【刺灸法】刺法：直刺0.1～0.2寸，或用三棱针点刺
出血。灸法：艾条灸5～10分钟。

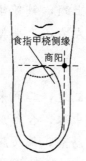

食指甲桡侧缘
商阳

【功用】清热解表，开窍回厥。

二间（Èrjiān，LI2）

【定位】在食指，第2掌指关节桡侧远端赤白肉际处。

【取法】手指微握拳取穴。在第2掌指关节前缘桡侧，当赤白肉际处。

【刺灸法】刺法：直刺0.2～0.4寸。灸法：艾条灸5～10分钟。

【功用】解表清热，通利咽喉。

三间（Sānjiān，LI3）

【定位】在食指，第2掌指关节桡侧近端凹陷中。

【取法】手指微握拳，在第2掌指关节后缘桡侧，当赤白肉际处取穴。

【刺灸法】刺法：直刺0.3～0.5寸。灸法：艾条灸5～10分钟。

【功用】清泄热邪，止痛利咽。

合谷（Hégǔ，LI4）

【定位】在手背，第2掌骨桡侧的中点处。

【取法】拇、食两指张开，当虎口与第一、二掌骨结合部连线的中点。

【刺灸法】刺法：直刺 0.5～1.0 寸。灸法：艾条灸 10～20 分钟。

【功用】镇静止痛，通经活络，解表泄热。

阳溪（Yángxī，LI5）

【定位】在腕区，腕背侧远端横纹桡侧，桡骨茎突远端凹陷中。

【取法】拇指上翘，在手腕桡侧，当拇长伸肌腱与拇短伸肌腱之间，腕关节桡侧处取穴。

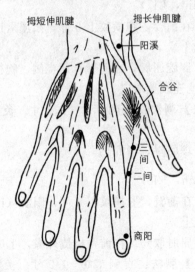

【刺灸法】刺法：直刺 0.5～0.8 寸。灸法：艾条灸 10～20 分钟。

【功用】清热散风，舒筋利节。

偏历 （Piānlì，LI6）

【定位】在前臂，腕背侧远端横纹上 3 寸，阳溪（LI5）与曲池（LI11）连线上。

【取法】侧腕屈肘，在前臂背部桡侧，腕横纹上 3 寸，在阳溪穴与曲池穴连线上取穴。

【刺灸法】刺法：直刺 0.3～0.5 寸。灸法：艾条灸 5～10 分钟。

【功用】清热利尿，通经活络。

温溜 （Wēnliū，LI7）

【定位】在前臂，腕横纹上 5 寸，阳溪（LI5）与曲池（LI11）连线上。

【取法】侧腕屈肘，在前臂背部桡侧，腕横纹上 5 寸，在阳溪与曲池连线上取穴。

【刺灸法】刺法：直刺 0.5～1.0 寸。灸法：艾条灸 5～10 分钟。

【功用】理肠胃，清邪热。

下廉 （Xiàlián，LI8）

【定位】在前臂，肘横纹下 4 寸，阳溪（LI5）与曲池（LI11）连线上。

【取法】屈肘取穴。在前臂桡侧外缘，上廉下一寸处。

【刺灸法】刺法：直刺 1.0～1.5 寸。灸法：艾条灸 5～10 分钟。

【功用】调节肠胃，清热通络。

上廉（Shànglián，LI9）

【定位】在前臂，肘横纹下 3 寸，阳溪（LI5）与曲池（LI11）连线上。

【取法】屈肘取穴。在前臂桡侧外缘，下廉上一寸处。

【刺灸法】刺法：直刺 1.0～1.5 寸。灸法：艾条灸 5～10分钟。

【功用】调肠腑，通经络。

手三里（Shǒusānlǐ，LI10）

【定位】在前臂，肘横纹下 2 寸，阳溪（LI5）与曲池（LI11）连线上。

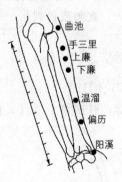

曲池
手三里
上廉
下廉
温溜
偏历
阳溪

【取法】屈肘取穴。手三里在肘端下 3 寸处。

【刺灸法】刺法：直刺 1～2 寸。灸法：艾条灸10～20分钟。

【功用】清热明目，理气通腑。

曲池（Qūchí，LI11）

【定位】在肘区，尺泽（LU5）与肱骨外上髁连线的中点处。

【取法】屈肘成直角，当肘弯横纹尽头处；屈肘，尺泽与肱骨外上髁连线的中点处。

【刺灸法】刺法：直刺 1.0～1.5 寸。灸法：艾条灸 10～20 分钟。

【功用】清热祛风，调和营血，降逆活络。

肘髎（Zhǒuliáo，LI12）

【定位】在肘区，肱骨外上髁上缘，髁上嵴的前缘。

【取法】在臂外侧，屈肘取穴，从曲池向外斜上方 1 寸，当肱三头肌的外缘，肱骨边缘处。

【刺灸法】刺法：直刺或斜刺 0.5～0.8 寸。灸法：艾条灸5～20 分钟。

【功用】通经活络。

手五里（Shǒuwǔlǐ，LI13）

【定位】在臂部，肘横纹上 3 寸，曲池（LI11）与肩

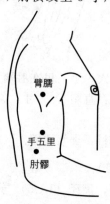

臂臑

手五里

肘髎

髃（LI15）连线上。

【取法】屈肘取穴。

【刺灸法】刺法：直刺 0.5～1 寸。灸法：艾条灸 5～20分钟。

【功用】理气散结，通经活络。

臂臑（Bìnào，LI14）

【定位】在臂部，曲池（LI11）上 7 寸，三角肌止点处。

【取法】垂臂屈肘取穴。

【刺灸法】刺法：直刺 0.5～1 寸。灸法：艾条灸 10～20分钟。

【功用】清热明目，祛风通络。

肩髃（Jiānyú，LI15）

【定位】在肩峰前下方，当肩峰与肱骨大结节之间凹陷处。

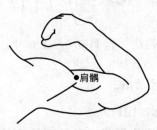

肩髃

【取法】将上臂外展平举，肩关节前出现的凹窝中取穴。

【刺灸法】刺法：直刺 1～1.5 寸。灸法：艾条灸

5～15分钟。

【功用】通利关节，疏散风热。

巨骨 （Jùgǔ, LI16）

【定位】在肩胛区，锁骨肩峰端与肩胛冈之间凹陷中。

【取法】正坐垂肩，在肩锁关节后缘，当锁骨与肩胛冈形成的叉骨间取穴。

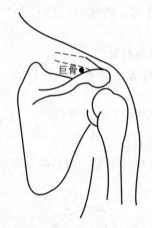

【刺灸法】刺法：直刺 0.5～1.0 寸。灸法：艾条灸5～15分钟。

【功用】通经活络。

天鼎 （Tiāndǐng, LI17）

【定位】在颈外侧部，横平环状软骨，胸锁乳突肌后缘。

【取法】正坐，头微侧仰，喉结旁开 3 寸，取胸锁乳突肌的胸骨头与锁骨头之间的扶突，再从扶突直下 1 寸，

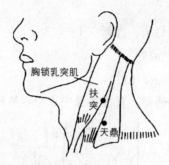

胸锁乳突肌

扶突

天鼎

当胸锁乳突肌后缘处取穴。

【刺灸法】刺法：直刺 0.3～0.5 寸。灸法：艾条灸 5～10 分钟。

【功用】理气清咽。

扶突（Fútū，LI18）

【定位】在胸锁乳突肌区，横平喉结，当胸锁乳突肌的前、后缘中间。

【取法】正坐，头微侧仰，先取甲状软骨与舌骨之间的廉泉，从廉泉向外 3 寸，当胸锁乳突肌的胸骨头与锁骨头之间处。

【刺灸法】刺法：直刺 0.5～0.8 寸。灸法：艾条灸 5～10 分钟。

【功用】清咽化痰。

口禾髎（Kǒuhéliáo，LI19）

【定位】在面部，横平人中沟上 1/3 与下 2/3 交点，鼻孔外缘直下。

【取法】鼻孔旁开 0.5 寸，平水沟，正坐仰靠或仰卧取穴。

【刺灸法】刺法：直刺 0.1～0.3 寸。

【功用】祛风开窍。

迎香（Yíngxiāng，LI20）

【定位】在面部，鼻翼外缘中点旁，鼻唇沟中。

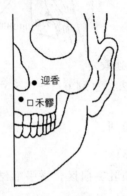

【取法】正坐仰靠或仰卧取穴。

【刺灸法】刺法：向内上平刺 0.5～1.0 寸。

【功用】通窍祛风，理气止痛。

第三节　足阳明胃经

❖ **胃经循行原文**

《灵枢·经脉》：胃足阳明之脉，起于鼻之交頞①中，旁纳②太阳之脉，下循鼻外，入上齿中，还出挟口环唇，下交承浆，却循颐③后下廉出大迎，循颊车，上耳前，过

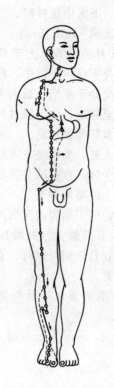
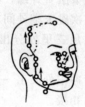

客主人④，循发际，至额颅⑤。

其支者：从大迎前，下人迎，循喉咙，入缺盆⑥，下膈，属胃，络脾。

其直⑦者，从缺盆下乳内廉，下挟脐入气街⑧中。

其支者，起于胃口，下循腹里，下至气街中而合，以下髀关，抵伏兔，下膝髌中，下循胫外廉，下足跗，入中趾内间。

其支者，下廉三寸而别，下入中趾外间。

其支者，别跗上，入大趾间⑨，出其端。

【译文】足阳明胃经起于鼻旁迎香，上至鼻根在睛明与手足太阳经交会后，沿鼻外下行入上齿中，左右两支回出来挟口，环绕口唇，向下交会于承浆，退回来反折至颊部大迎，再沿着下颌角上行至颊车，向上经过耳前，经颧弓上，沿发际至额部头维，至额颅部神庭。

分支从大迎前向下，经人迎，循喉咙下入缺盆，进入体腔内穿过膈肌属于胃，络于脾。直行的分支从锁骨上窝缺盆处向下，经过乳头，向下挟脐两旁至气冲。

内行分支经胃下口幽门，向下循腹内至气冲与前外行者相合。再由此下行经髋关节前髀关，到股四头肌隆起处，过膝关节胫骨外缘，沿胫骨外侧经足背，直出足中趾内侧间，出次趾末端外间厉兑。

支脉从足三里处分出，向下至足中趾外侧，出中趾末端。

在足背冲阳处又出一分支，入足大趾末端，与足太阴脾经在隐白相接。

【注释】

① 頞：指鼻梁上端（鼻根部位）的凹陷处。

② 纳：此指与足太阳经交会于睛明。

③ 颐：下颌部。

④ 客主人：上关，在下关上方。

⑤ 额颅：指前额正中部。

⑥ 缺盆：指锁骨上窝部。

⑦ 直者：指主干，为外行有穴通路。

⑧ 气街：腹股沟动脉处，穴名气冲。

⑨ 大趾间：指大趾次趾间。

❖ **胃经循行歌**

> 胃足阳明交鼻起，下循鼻外入上齿，
> 还出挟口绕承浆，颐后大迎颊车里，
> 耳前发际至额颅，支下人迎缺盆底，
> 下膈入胃络脾宫，直者缺盆下乳内，
> 一支幽门循腹中，下行直合气冲逢，
> 遂由髀关抵膝膑，胻跗中趾内关同，
> 一支下膝注三里，前出中指外关通，
> 一支别走足跗趾，大趾之端经尽矣。

❖ **胃经分寸歌**

> 胃之经兮足阳明，承泣目下七分寻，
> 四白穴在眶下孔，巨髎鼻孔旁八分。
> 地仓夹吻四分近，大迎颔下寸三中，
> 颊车耳下八分陷，下关耳前颧弓下。
> 头维神庭旁四五，人迎喉旁寸五真，
> 水突筋前人迎下，气舍突下一寸乘。
> 缺盆舍外锁骨上，相去中线四寸明，
> 气户锁骨下缘取，库房屋翳膺窗近。
> 都隔一肋乳中停，乳根乳下一肋处。
> 不容巨阙旁二寸，一寸承满与梁门，

关门太乙滑肉门，天枢脐旁二寸寻。

枢下一寸外陵穴，陵下一寸大巨陈，

巨下三寸水道穴，水下二寸归来存。

气冲归来下一寸，共去中行二寸匀，

髀关髂下对承扶，伏兔髌底上六寸。

阴市伏兔下三寸，梁丘市下一寸记，

犊鼻膝膑陷中取，膝眼三寸下三里。

里下三寸上廉穴，廉下二寸条口举，

再下二寸下廉穴，复上外踝上八寸，

却是丰隆穴当记，解溪则从丰隆下，

内循足腕上陷中，冲阳解下动脉凭，

陷谷跖趾关节后，内庭次趾外间陷，

厉兑次趾外甲角。

❖ 胃经经穴

承泣（Chéngqì，ST1）

【定位】在面部，眼球与眶下缘之间，瞳孔直下。

【刺灸法】刺法：直刺 0.5～0.8 寸，左手推动眼球向上固定，右手持针沿眶下缘缓慢刺入，不宜提插、捻转。灸法：此穴禁灸。

【功用】散风清热，明目止泪。

四白（Sìbái，ST2）

【定位】在面部，眶下孔凹陷处。

【取法】正坐或仰卧位取穴。

【刺灸法】刺法：直刺 0.3～0.5 寸。灸法：此穴不宜灸。

【功用】祛风明目，通经活络。

巨髎（Jùliáo，ST3）

【定位】在面部，横平鼻翼下缘，瞳孔直下。

【取法】正坐或仰卧取穴。

【刺灸法】刺法：直刺 0.3～0.5 寸。灸法：艾条灸 5～10分钟。

【功用】清风息风，明目退翳。

地仓（Dìcāng，ST4）

【定位】在面部，当口角旁开 0.4 寸。

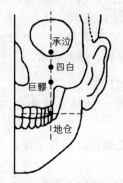

【取法】正坐或仰卧，眼向前平视，于瞳孔垂线与口角水平线之交点处取穴。

【刺灸法】刺法：向颊车方向平刺 1.0～2.0 寸。灸法：艾条灸 5～10分钟。

【功用】祛风止痛，舒筋活络。

大迎（Dàyíng，ST5）

【定位】在面部，下颌角前方，咬肌附着部的前缘凹陷中，面动脉搏动处。

【取法】正坐或仰卧，闭口鼓腮，在下颌骨边缘现一沟形，按之有动脉搏动处是穴。

【刺灸法】刺法：直刺 0.3～0.5 寸。灸法：艾条灸 10～20 分钟。

【功用】祛风通络，消肿止痛。

颊车（Jiáchē，ST6）

【定位】在面部，下颌角前上方一横指（中指）。

【取法】正坐或侧伏，如上下齿用力咬紧，有一肌肉（咬肌）凸起，放松时，用手切掐有凹陷，此处是穴。

【刺灸法】刺法：直刺 0.5～0.8 寸或平刺透地仓 1.0～2.0 寸。灸法：艾条灸 10～20 分钟或药物天灸。

【功用】祛风清热，开关通络。

下关（Xiàguān，ST7）

【定位】在面部，颧弓下缘中央与下颌切迹之间凹陷处。

【取法】正坐或侧伏，颧骨下缘，下颌骨髁状突稍前方，闭口取穴。

【刺灸法】刺法：略向下直刺 1.0～1.5 寸。灸法：艾条灸 10～20 分钟。

【功用】祛风清热，开关通络。

头维（Tóuwéi，ST8）

【定位】在头部，额角发际直上 0.5 寸，头正中线旁

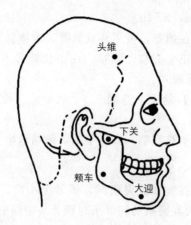

开 4.5 寸处。

【取法】先取头临泣，并以此为基点，向外量取头临泣至神庭间距离，入前发际 0.5 寸处。

【刺灸法】刺法：向后平刺 0.5～1.0 寸。灸法：艾条灸 5～10 分钟。

【功用】清头明目，止痛镇痉。

人迎（Rényíng, ST9）

【定位】在颈部，横平喉结，胸锁乳突肌前缘，颈总动脉搏动处。

【取法】正坐仰靠，于有动脉应手之处，避开动脉取之。

【刺灸法】刺法：避开动脉直刺 0.2～0.4 寸。灸法：此穴禁灸。

【功用】利咽散结，理气降逆。

水突（Shuǐtū，ST10）

【定位】在颈部，横平环状软骨，胸锁乳突肌的前缘。

【取法】正坐仰靠，侧颈，在甲状软骨下缘外侧，胸锁乳突肌前缘取穴。

【刺灸法】刺法：直刺 0.3～0.4 寸。灸法：艾条灸 5～10 分钟。

【功用】清热利咽，降逆平喘，散结消瘿。

气舍（Qìshè，ST11）

【定位】在胸锁乳突肌区，锁骨上小窝，锁骨内侧端的上缘，胸锁乳突肌的胸骨头与锁骨头中间的凹陷中。

【取法】正坐仰靠或仰卧位取穴。

【刺灸法】刺法：直刺 0.3～0.5 寸。灸法：艾条灸 5～10 分钟。

【功用】清咽利肺，理气散结。

缺盆（Quēpén，ST12）

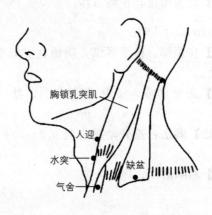

【定位】在颈外侧区，锁骨上窝中央，前正中线旁开4寸。

【取法】正坐仰靠，在乳中线上，锁骨上窝中点取穴。

【刺灸法】刺法：直刺0.3～0.5寸。灸法：艾条灸5～10分钟。

【功用】宽胸利膈，止咳平喘。

气户 （Qìhù，ST13）

【定位】在胸部，锁骨中点下缘，前正中线旁开4寸。

【取法】仰卧位，锁骨中线与第1肋骨之间的凹陷处取穴。

【刺灸法】刺法：平刺0.5～0.8寸。灸法：艾条灸5～10分钟。

【功用】理气宽胸，止咳平喘。

库房 （Kùfáng，ST14）

【定位】在胸部，当第1肋间隙，前正中线旁开4寸。

【取法】仰卧位，从锁骨内侧端，轻按第一肋间，在乳中线上取穴。

【刺灸法】刺法：平刺0.5～0.8寸。灸法：艾条灸5～10分钟。

【功用】理气宽胸，清热化痰。

屋翳 （Wūyì，ST15）

【定位】在胸部，当第2肋间隙，前正中线旁开4寸。

【取法】仰卧位，在锁骨中点下缘与乳头连线上第2肋间隙处取穴。

【刺灸法】刺法：平刺0.5～0.8寸。灸法：艾条灸5～10分钟。

【功用】止咳化痰，消痈止痒。

膺窗（Yīngchuāng，ST16）

【定位】在胸部，当第3肋间隙，前正中线旁开4寸。

【取法】仰卧位，在锁骨中点下缘与乳头连线上第3肋间隙处取穴。

【刺灸法】刺法：平刺0.5～0.8寸。灸法：艾条灸5～10分钟。

【功用】止咳宁嗽，消肿清热。

乳中（Rǔzhōng，ST17）

【定位】在胸部，乳头中央。

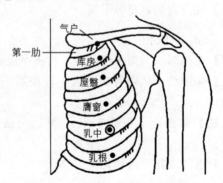

【取法】仰卧位，在锁骨中点下缘与乳头连线上第4肋间隙处取穴。

【刺灸法】禁针灸。

【功用】胸部取穴定位标识。

乳根（Rǔgēn，ST18）

【定位】在胸部，第 5 肋间隙，前正中线旁开 4 寸。

【取法】仰卧位，在锁骨中点下缘与乳头连线上第 5 肋间隙处取穴。

【刺灸法】刺法：平刺 0.5～0.8 寸。灸法：艾条灸 5～10 分钟。

【功用】通乳化瘀，宣肺利气。

不容（Bùróng，ST19）

【定位】在上腹部，脐中上 6 寸，前正中线旁开 2 寸。

【取法】仰卧位取穴。

【刺灸法】刺法：直刺 0.3～0.5 寸。灸法：艾条灸 10～20 分钟。

【功用】调中和胃，理气止痛。

承满（Chéngmǎn，ST20）

【定位】在上腹部，脐中上 5 寸，前正中线旁开 2 寸。

【取法】仰卧位取穴。

【刺灸法】刺法：直刺 0.5～0.8 寸。灸法：艾条灸 10～20 分钟。

【功用】理气和胃，降逆止呕。

梁门（Liángmén，ST21）

【定位】在上腹部，脐中上 4 寸，前正中线旁开 2 寸。

【取法】仰卧位取穴。

【刺灸法】刺法：直刺 0.5～0.8 寸。灸法：艾条灸 10～20 分钟。

【功用】和胃理气，健脾调中。

关门（Guānmén，ST22）

【定位】在上腹部，脐中上 3 寸，前正中线旁开 2 寸。

【取法】仰卧位取穴。

【刺灸法】刺法：直刺 1.0～1.5 寸。灸法：艾条灸 10～20 分钟。

【功用】调理肠胃，利水消肿。

太乙（Tàiyǐ，ST23）

【定位】在上腹部，脐中上 2 寸，前正中线旁开 2 寸。

【取法】仰卧位取穴。

【刺灸法】刺法：直刺 1.0～1.5 寸。灸法：艾条灸 10～20 分钟。

【功用】涤痰开窍，镇惊安神，健脾益气，和胃消食。

滑肉门（Huáròumén，ST24）

【定位】在上腹部，脐中上 1 寸，前正中线旁开 2 寸。

【取法】仰卧位取穴。

【刺灸法】刺法：直刺 1.0～1.5 寸。灸法：艾条灸 10～20 分钟。

【功用】涤痰开窍，镇惊安神，理气和胃，降逆止呕。

天枢（Tiānshū，ST25）

【定位】在腹部，横平脐中，前正中线旁开 2 寸。

【取法】仰卧位取穴。

【刺灸法】刺法：直刺 1.0～1.5 寸。灸法：艾条灸 15～30 分钟。

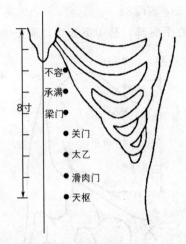

【功用】调中和胃，理气健脾。

外陵（Wàilíng，ST26）

【定位】在下腹部，脐中下1寸，前正中线旁开2寸。

【取法】仰卧位取穴。

【刺灸法】刺法：直刺1.0～1.5寸。灸法：艾条灸10～20分钟。

【功用】和胃化湿，理气止痛。

大巨（Dàjù，ST27）

【定位】在下腹部，脐中下2寸，前正中线旁开2寸。

【取法】仰卧位取穴。

【刺灸法】刺法：直刺1.0～1.5寸。灸法：艾条灸10～20分钟。

【功用】调肠胃，固肾气。

水道（Shuǐdào，ST28）

【定位】在下腹部，脐中下 3 寸，前正中线旁开 2 寸。

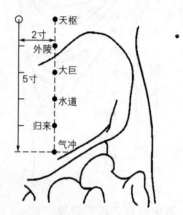

【取法】仰卧位取穴。

【刺灸法】刺法：直刺 1.0～1.5 寸。灸法：艾条灸 10～20 分钟。

【功用】利水消肿，调经止痛。

归来（Guīlái，ST29）

【定位】在下腹部，脐中下 4 寸，前正中线旁开 2 寸。

【取法】仰卧位取穴。

【刺灸法】刺法：直刺 1.0～1.5 寸。灸法：艾条灸 10～20 分钟。

【功用】活血化瘀，调经止痛。

气冲（Qìchōng，ST30）

【定位】在腹股沟区，耻骨联合上缘，前正中线旁开

2 寸，动脉搏动处。

【取法】仰卧位取穴。

【刺灸法】刺法：直刺 0.5～1.0 寸。灸法：艾条灸 10～20 分钟。

【功用】调经血，舒宗筋，理气止痛。

髀关 （Bìguān，ST31）

【定位】在股前区，股直肌近端、缝匠肌与阔筋膜张肌 3 条肌肉之间凹陷中。

【取法】仰卧，于髂前上棘至髌骨底外缘连线与臀横纹延伸线之交点处取穴。

【刺灸法】刺法：直刺 1.5～2.5 寸。灸法：艾条灸 10～20 分钟。

【功用】强腰膝，通经络。

伏兔 （Fútù，ST32）

【定位】在股前区，髌底上 6 寸，髂前上棘与髌底外侧端的连线上。

【取法】仰卧，下肢伸直，足尖用力向前屈，可见膝上股前有股直肌隆起，状如伏兔，肌肉的中点即是本穴。

【刺灸法】刺法：直刺 1.0～1.5 寸。灸法：艾条灸 10～20 分钟。

【功用】散寒化湿，疏通经络。

阴市 （Yīnshì，ST33）

【定位】在股前区，髌底上 3 寸，股直肌肌腱外侧缘。

【取法】正坐屈膝，于膝盖外上缘直上四横指处是穴。

【刺灸法】刺法：直刺 1.0～1.5 寸。灸法：艾条灸 10～20 分钟。

【功用】温经散寒，理气止痛。

梁丘（Liángqiū，ST34）

【定位】在股前区，髌底上 2 寸，2 股外侧肌与股直肌肌腱之间。

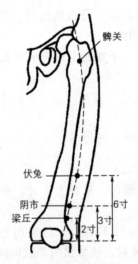

【取法】正坐屈膝取穴。

【刺灸法】刺法：直刺 1.0～1.5 寸。灸法：艾条灸 10～20 分钟。

【功用】理气和胃，通经活络。

犊鼻（Dúbí，ST35）

【定位】在膝前区，髌韧带外侧凹陷中。

【取法】屈膝取穴。

【刺灸法】刺法：斜刺 1.0～1.5 寸。灸法：艾条灸 10～20 分钟。

【功用】通经活络，消肿止痛。

足三里（Zúsānlǐ，ST36）

【定位】在小腿前外侧，当犊鼻（ST35）下 3 寸，犊鼻（ST35）与解溪（ST41）连线上。

【取法】正坐屈膝，于犊鼻直下一夫（3 寸），距离胫骨前嵴一横指处取穴。

【刺灸法】刺法：直刺 0.5～1.5 寸。灸法：艾条灸 10～20 分钟。

【功用】健脾和胃，扶正培元，通经活络，升降气机。

上巨虚（Shàngjùxū，ST37）

【定位】在小腿前外侧，犊鼻下（ST35）6 寸，犊鼻（ST35）与解溪（ST41）连线上。

【取法】正坐屈膝或仰卧位取穴，于犊鼻直下 6 寸，距离胫骨前缘一横指（中指）处取穴。

【刺灸法】刺法：直刺 1.0～1.5 寸。灸法：艾条灸 10～20 分钟。

【功用】调和肠胃，通经活络。

条口（Tiáokǒu，ST38）

【定位】在小腿前外侧，犊鼻（ST35）下 8 寸，犊鼻（ST35）与解溪（ST41）连线上。

【取法】正坐屈膝，足三里直下，于外膝眼与外踝尖

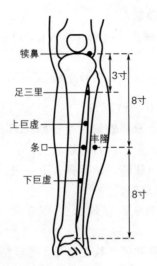

连线之中点同高处取穴。

【刺灸法】刺法：直刺 1.0~1.5 寸。灸法：艾条灸 10~20 分钟。

【功用】舒筋活络，理气和中。

下巨虚（Xiàjùxū，ST39）

【定位】在小腿前外侧，犊鼻（ST35）下 9 寸，犊鼻（ST35）与解溪（ST41）连线上。

【取法】正坐屈膝，先取足三里，于其直下二夫（6 寸）处取穴。

【刺灸法】刺法：直刺 1.0~2.0 寸。灸法：艾条灸 10~20 分钟。

【功用】调肠胃，通经络，安神志。

丰隆（Fēnglóng，ST40）

【定位】在小腿前外侧，外踝尖上8寸，胫骨前肌的外缘。

【取法】正坐屈膝或仰卧位取穴。

【刺灸法】刺法：直刺1.0～1.5寸。灸法：艾条灸10～20分钟。

【功用】健脾化痰，和胃降逆，开窍。

解溪（Jiěxī，ST41）

【定位】在踝区，踝关节前面中央凹陷中，拇长伸肌腱与趾长伸肌腱之间。

【取法】正坐垂足或仰卧位取穴。

【刺灸法】刺法：直刺0.3～0.5寸。灸法：艾条灸5～10分钟。

【功用】舒筋活络，清胃化痰，镇惊安神。

冲阳（Chōngyáng，ST42）

【定位】在足背，第2跖骨基底部与中间楔状骨关节处，可触及足背动脉。

【取法】正坐垂足或仰卧位取穴。

【刺灸法】刺法：避开动脉，直刺0.2～0.3寸。灸法：艾条灸5～10分钟。

【功用】和胃化痰，通络宁神。

陷谷（Xiàngǔ，ST43）

【定位】在足背，第2、3跖骨间，第2跖趾关节近端凹陷中。

【取法】正坐垂足或仰卧位取穴。

【刺灸法】刺法：直刺 0.2～0.3 寸。灸法：艾条灸 5～10分钟。

【功用】清热解表，和胃行水，理气止痛。

内庭 （Nèitíng，ST44）

【定位】在足背，第 2、3 趾间，趾蹼缘后方赤白肉际处。

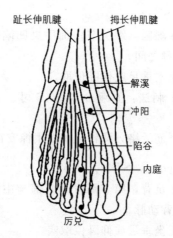

趾长伸肌腱　　　拇长伸肌腱

解溪

冲阳

陷谷

内庭

厉兑

【取法】正坐垂足或仰卧位取穴。

【刺灸法】刺法：直刺 0.3～0.5 寸。灸法：艾条灸 5～10分钟。

【功用】清胃泻火，理气止痛。

厉兑 （Lìduì，ST45）

【定位】在足第 2 趾末节外侧，趾甲根角侧后方

0.1 寸。

【取法】正坐垂足或仰卧位取穴。

【刺灸法】刺法：浅刺 0.1～0.2 寸，或用三棱针点刺挤压出血。灸法：艾条灸 5～10 分钟。

【功用】清热和胃，苏厥醒神，通经活络。

第四节　足太阴脾经

❖ 脾经循行原文

《灵枢·经脉》：脾足太阴之脉，起于大趾之端，循趾内侧白肉际①，过核骨②后，上内踝前廉，上腨③内，循胫骨后，交出厥阴之前，上膝股内前廉，入腹，属脾，络胃，上膈，挟咽④，连舌本⑤，散舌下；其支者，复从胃，别上膈，注心中（脾之大络，名曰大包，出渊腋下三寸，布胸胁）。

【译文】

足太阴脾经起于大趾末端隐白，沿大趾内侧赤白肉际，过第一跖骨小头（核骨），经内踝前，上小腿内侧，沿胫骨后缘交出足厥阴肝经之前，至膝内侧阴陵泉，再向上沿大腿内侧前缘进入腹中，属于脾络于胃，再向上过膈挟食道至舌根部，散布于舌下。

另一分支从胃分出，过横膈，注入心中，接手少阴心经。

脾之大络：穴名大包，位在渊腋下三寸，分布于胸胁。

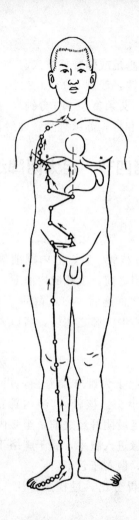

【注释】

① 白肉际：掌（或跖）与指（或趾）的阴面为白肉，阳面（即生有毫毛的那一面）为赤肉，二者相交界的地方

即为白肉际，又称赤白肉际。

② 核骨：指第一趾跖关节在足内侧所形成的圆形隆起，其状如圆骨，故名。

③ 腨：指小腿的腓肠肌部。

④ 咽：指食道。

⑤ 舌本：指舌根部。

❖ 脾经循行歌

> 太阴脾起足大指，上循内侧白肉际，
> 核骨之后内踝前，上腨循腑经膝里，
> 股内前廉入腹中，属脾络胃与膈通，
> 挟喉连舌散舌下，支络从胃注心宫。

❖ 脾经分寸歌

> 大趾端内侧隐白，节前陷中求大都，
> 太白内侧核骨下，节后一寸公孙呼。
> 商丘内踝微前陷，踝上三寸三阴交，
> 再上三寸漏谷是，陵下三寸地机朝。
> 胫髁下内阴陵泉，血海膝膑上两寸，
> 箕门穴在鱼腹上，动脉应手越筋间。
> 冲门曲骨旁三五，府舍上行七分看，
> 腹结上行三寸入，大横上行一寸三。
> 建里之旁四寸处，便是腹哀分一段，
> 以下穴在肋间隙，中庭旁六食窦穴。

天溪胸乡周荣上，四肋三肋二肋间，

大包腋下六寸许，腋中线上六肋间。

❖ 脾经经穴

隐白（Yǐnbái，SP1）

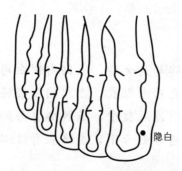

隐白

【定位】在足趾末节内侧，趾甲根角侧后方0.1寸。

【取法】正坐垂足或仰卧，于足大趾爪甲内侧缘线与基底部线之交点处取穴。

【刺灸法】刺法：浅刺0.1～0.2寸或用三棱针点刺出血。灸法：艾条灸5～10分钟。

【功用】调经统血，健脾回阳。

大都（Dàdū，SP2）

【定位】在足第1跖趾关节远端赤白肉际凹陷中。

【取法】正坐垂足或仰卧位取穴。

【刺灸法】刺法：直刺0.3～0.5寸。灸法：艾条灸5～10分钟。

【功用】泄热止痛，健脾和中。

太白 （Tàibái，SP3）

【定位】在跖区，第1跖趾关节近端赤白肉际凹陷中。

【取法】正坐垂足或仰卧位取穴，在第1跖骨小头后下方1寸处取穴。

【刺灸法】刺法：直刺0.3～0.5寸。灸法：艾条灸5～10分钟。

【功用】健脾和胃，清热化湿。

公孙 （Gōngsūn，SP4）

【定位】在跖区，当第1跖骨底的前下缘赤白肉际处。

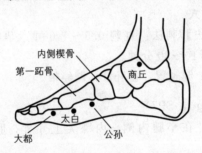

内侧楔骨

第一跖骨

商丘

太白

大都

公孙

【取法】正坐垂足或仰卧，于足大趾内侧后方，正当第1跖骨基底内侧的前下方取穴。

【刺灸法】刺法：直刺0.5～0.8寸。灸法：艾条灸10～20分钟。

【功用】健脾胃，调冲任。

商丘 （Shāngqiū，SP5）

【定位】在踝区，内踝前下方，舟骨粗隆与内踝尖连线中点凹陷中。

【取法】正坐垂足或仰卧，于内踝前缘直线与内踝下缘横线之交点处取穴。

【刺灸法】刺法：直刺 0.3～0.5 寸。灸法：艾条灸 10～20 分钟。

【功用】健脾化湿，通调肠胃。

三阴交 （Sānyīnjiāo，SP6）

【定位】在小腿内侧，内踝尖上 3 寸，胫骨内侧缘后际。

【取法】正坐或仰卧，内踝尖直上 4 横指处，胫骨内侧面后缘取穴。

【刺灸法】刺法：直刺 0.5～1.0 寸。孕妇禁针。灸法：艾条灸 10～20 分钟。

【功用】健脾胃，益肝肾，调经带。

漏谷 （Lòugǔ，SP7）

【定位】在小腿内侧，内踝尖上 6 寸，胫骨内侧缘后际。

【取法】正坐或仰卧取穴。

【刺灸法】刺法：直刺 1.0～1.5 寸。灸法：艾条灸 5～10 分钟。

【功用】健脾和胃，利尿除湿。

地机 （Dìjī，SP8）

【定位】在小腿内侧，阴陵泉 （SP9） 下 3 寸，胫骨内侧缘后际。

【取法】正坐或仰卧，于阴陵泉直下 3 寸，胫骨内侧

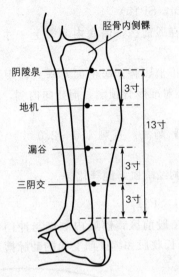

面后缘处取穴。

　　【刺灸法】刺法：直刺 1.0～1.5 寸。灸法：艾条灸 5～10分钟。

　　【功用】健脾渗湿，调经止带。

阴陵泉（Yīnlíngquán，SP9）

　　【定位】在小腿内侧，胫骨内侧髁下缘与胫骨内侧缘之间的凹陷中。

　　【取法】正坐屈膝或仰卧，于膝部内侧，胫骨内侧髁后下方约胫骨粗隆下缘平齐处取穴。

　　【刺灸法】刺法：直刺 1.0～1.5 寸。灸法：艾条灸 5～10分钟。

　　【功用】清利湿热，健脾理气，益肾调经，通经活络。

血海（Xuèhǎi, SP10）

【定位】在股前区，髌底内侧端上 2 寸，股内侧肌隆起处。

【取法】正坐屈膝，医生面对病人，用手掌按在病人髌骨上，掌心对准髌骨顶端，拇指向内侧，当拇指尖所到之处是穴。

【刺灸法】刺法：直刺 1.0～2.0 寸。灸法：艾条灸 10～20 分钟。

【功用】调经统血，健脾化湿。

箕门（Jīmén, SP11）

【定位】在股前区，髌底内侧端与冲门的连线上 1/3 与 2/3 交点，长收肌和缝匠肌交角的动脉搏动处。

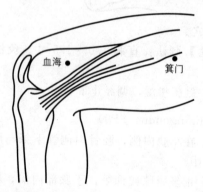

【取法】正坐屈膝或仰卧，两腿微张开于缝匠肌内侧缘，距血海上 6 寸处取穴。

【刺灸法】刺法：直刺 0.3～1.0 寸。灸法：艾条灸 5～10 分钟。

【功用】健脾渗湿，通利下焦。

冲门（Chōngmén，SP12）

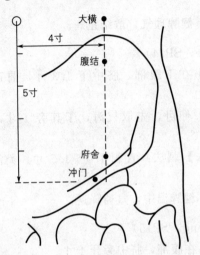

【定位】在腹股沟区，腹股沟斜纹中，髂外动脉搏动处的外侧。

【取法】仰卧，先取曲骨，曲骨旁开 3.5 寸处取之。

【刺灸法】刺法：避开动脉，直刺 0.5～1.0 寸。灸法：艾条灸 5～10 分钟。

【功用】健脾化湿，理气解痉。

府舍（Fǔshě，SP13）

【定位】在下腹部，脐中下 4.3 寸，前正中线旁开 4 寸。

【取法】仰卧，先于曲骨上 0.7 寸处作点，此点旁开

4 寸处是穴。

【刺灸法】刺法：直刺 1.0～1.5 寸。灸法：艾条灸 5～10 分钟。

【功用】健脾理气，散结止痛。

腹结 （Fùjié，SP14）

【定位】在下腹部，脐中下 1.3 寸，前正中线旁开 4 寸。

【取法】仰卧，先取气海，于其旁 4 寸，再略向上 0.2 寸处取穴。

【刺灸法】刺法：直刺 1.0～1.5 寸。灸法：艾条灸 5～10 分钟。

【功用】健脾温中，宣通降逆。

大横 （Dàhéng，SP15）

【定位】在腹部，脐中旁开 4 寸。

【取法】仰卧位取穴。

【刺灸法】刺法：直刺 1.0～1.5 寸。灸法：艾条灸 10～20 分钟。

【功用】温中散寒，调理肠胃。

腹哀 （Fùāi，SP16）

【定位】在上腹部，脐中上 3 寸，前正中线旁开 4 寸。

【取法】仰卧，先取脐中旁开 4 寸的大横，于其直上 3 寸处取穴。

【刺灸法】刺法：直刺 1.0～1.5 寸。灸法：艾条灸 10～20 分钟。

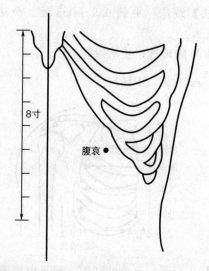

【功用】健脾和胃，理气调肠。

食窦（Shídòu，SP17）

【定位】在胸部，第5肋间隙，前正中线旁开6寸。

【取法】仰卧，先取乳中，于其旁开2寸，再向下一肋，适当第5肋间隙处取穴。

【刺灸法】刺法：平刺0.5～0.8寸。灸法：艾条灸5～10分钟。

【功用】宣肺平喘，健脾和中，利水消肿。

天溪（Tiānxī，SP18）

【定位】在胸部，第4肋间隙，前正中线旁开6寸。

【取法】仰卧，先取乳中，于其旁开2寸处，适在第4肋间隙处。

【刺灸法】刺法：平刺 0.5～0.8 寸。灸法：艾条灸5～10分钟。

【功用】宽胸理气，止咳通乳。

胸乡 （Xiōngxiāng，SP19）

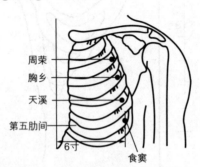

周荣
胸乡
天溪
第五肋间
6寸
食窦

【定位】在胸部，第3肋间隙，前正中线旁开6寸。

【取法】仰卧，先取乳中，于其旁开2寸，再向上一肋，当第3肋间隙处取穴。

【刺灸法】刺法：平刺 0.5～0.8 寸。灸法：艾条灸5～10分钟。

【功用】宣肺止咳，理气止痛。

周荣 （Zhōuróng，SP20）

【定位】在胸部，第2肋间隙，前正中线旁开6寸。

【取法】仰卧，先取乳中，于其旁开2寸，再向上两肋，当第2肋间隙处取穴。

【刺灸法】刺法：平刺 0.5～0.8 寸。灸法：艾条灸5～10分钟。

【功用】宣肺平喘，理气化痰。

大包 （Dàbāo，SP21）

【定位】在胸外侧区，第 6 肋间隙，在腋中线上。

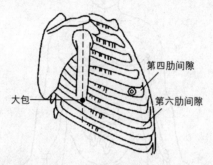

第四肋间隙

大包

第六肋间隙

【取法】侧卧举臂，于第六肋间隙之腋中线上取穴。

【刺灸法】刺法：向后平刺 0.5～0.8 寸。灸法：艾条灸 10～20 分钟。

【功用】宽胸益脾，调理气血。

第五节　手少阴心经

❖ 心经循行原文

《灵枢·经脉》：心手少阴之脉，起于心中，出属心系①，下膈，络小肠；其支者，从心系，上挟咽②，系目系③；其直者，复从心系却上肺，下出腋下，下循臑内后廉，行太阴、心主之后，下肘内，循臂内后廉，抵掌后锐骨④之端，入掌内后廉，循小指之内，出其端。

【译文】手少阴心经起于心中，出属心脏的系带（心

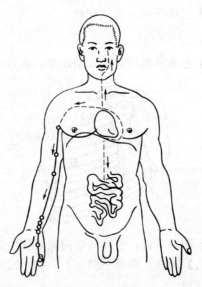

系），穿过膈肌，向下络于小肠。

　　一条分支从心系（联系心的大血管）分出，向上挟食道旁，连接于目后眼系（眼后与脑连系的组织）。

　　直行的外行主干从心系，经肺，横出腋下极泉处，循上臂内侧后缘，行于手太阴、手厥阴之后至肘部少海，向下经前臂内侧后缘抵手掌后豌豆骨部，进入掌内后边，循小指桡侧至末端少冲，接手太阳小肠经。

【注释】

①　心系：指心脏与其他脏腑相联系的脉络。

②　咽：指食道。

③　目系：指眼后与脑相连的组织。

④　掌后锐骨：指掌后尺侧部隆起的骨头，即豌豆骨。

❖ 心经循行歌

> 手少阴脉起心中，下膈直与小肠通，
> 支者还从肺系走，直上喉咙系目瞳。
> 直者上肺出腋下，臑后肘内少海从，
> 臂内后廉抵掌中，锐骨之端注少冲。

❖ 心经分寸歌

> 少阴心起极泉中，腋下筋间动引胸，
> 青灵肘上三寸取，少海屈肘纹头内，
> 灵道掌后一寸半，通里腕后一寸同，
> 阴郄腕后内半寸，神门掌后锐骨隆，
> 少府小指本节末，小指端内取少冲。

❖ 心经经穴

极泉（Jíquán，HT1）

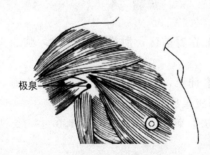

极泉

【定位】在腋区，腋窝中央，腋动脉搏动处。

【取法】屈肘，手掌按于后枕，于腋窝中部有动脉搏动处取穴，上臂外展位取穴。

【刺灸法】刺法：避开动脉，直刺 1.0～1.5 寸。灸法：艾条灸 5～10 分钟，不宜瘢痕灸。

【功用】宽胸理气，通经活络。

青灵 （Qīnglíng，HT2）

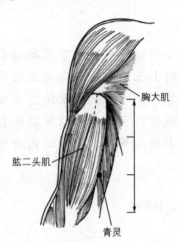

胸大肌

肱二头肌

青灵

【定位】在臂前区，肘横纹上 3 寸，肱二头肌的内侧沟中。

【取法】伸肘，先取肘横纹尺侧端的少海，于少海直上 3 寸，与极泉成直线位上取之。

【刺灸法】刺法：直刺 0.5～1.0 寸。灸法：艾条灸 5～10分钟。

【功用】理气通络，宁心安神。

少海（Shàohǎi，HT3）

【定位】在肘前区，在肘横纹内侧端与肱骨内上髁连线的中点线。

【取法】屈肘举臂，以手抱头，在肘内侧横纹尽头处取穴。

【刺灸法】刺法：直刺 0.5～1.0 寸。灸法：艾条灸 5～10分钟。

【功用】理气通络，宁心安神。

灵道（Língdào，HT4）

【定位】在前臂掌侧，腕掌侧远端横纹上 1.5 寸，尺侧腕屈肌腱的桡侧缘。

【取法】仰掌，于尺侧腕屈肌腱桡侧缘，腕横纹上 1.5 寸处取穴。

【刺灸法】刺法：直刺 0.5～0.8 寸。灸法：艾条灸 5～10分钟。

【功用】宁心安神，活血通络。

通里（Tōnglǐ，HT5）

【定位】在前臂掌侧，腕掌侧远端横纹上 1 寸，尺侧腕屈肌腱的桡侧缘。

【取法】仰掌，于尺侧腕屈肌腱桡侧缘，腕横纹上 1 寸取之。

【刺灸法】刺法：直刺 0.3～0.5 寸。灸法：艾条灸 5～10分钟。

【功用】安神志，清虚热，通经活络。

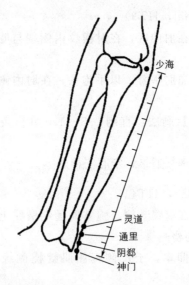

少海

灵道
通里
阴郄
神门

阴郄 （Yīnxì，HT6）

【定位】在前臂掌侧，腕掌侧远端横纹上0.5寸，尺侧腕屈肌腱的桡侧缘。

【取法】仰掌，于尺侧腕屈肌腱桡侧缘，腕横纹上0.5寸处取穴。

【刺灸法】刺法：直刺0.3～0.5寸。灸法：艾条灸5～10分钟，不宜瘢痕灸。

【功用】清心安神，固表开音。

神门 （Shénmén，HT7）

【定位】在腕前区，腕掌侧远端横纹尺侧端，尺侧腕屈肌腱的桡侧缘。

【取法】仰掌，于豌豆骨后缘桡侧，当掌后第一横纹上取穴。

【刺灸法】刺法：直刺 0.2～0.3 寸。灸法：艾条温灸 5～10分钟。

【功用】宁心安神，通经活络。

少府（Shàofǔ，HT8）

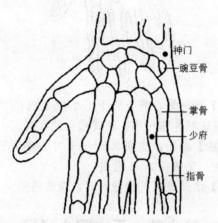

【定位】在手掌，横平第 5 掌指关节近端，第 4、5 掌骨之间。

【取法】仰掌，手指屈向掌心横纹，当小指指尖下凹陷处取穴。

【刺灸法】刺法：直刺 0.3～0.5 寸。灸法：艾条灸 5～10分钟。

【功用】清心泻火，理气活络。

少冲（Shàochōng，HT9）

【定位】在手小指末节桡侧，指甲根角侧上方 0.1 寸。

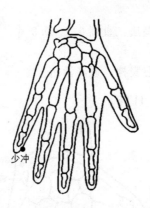

少冲

【取法】微握拳，掌心向下，小指上翘，于小指爪甲桡侧缘与基底部各作一线，两线相交处取穴。

【刺灸法】刺法：浅刺 0.1～0.2 寸，或用三棱针点刺出血。灸法：艾条灸 3～5 分钟。

【功用】清热息风，醒神开窍，理血通经。

第六节　手太阳小肠经

❖ **小肠经循行原文**

《灵枢·经脉》：小肠手太阳之脉，起于小指之端，循手外侧上腕，出踝①中，直上循臂骨下廉，出肘内侧两筋②之间，上循臑外后廉，出肩解③，绕肩胛，交肩上④，入缺盆，络心，循咽⑤，下膈，抵胃，属小肠；其支者，从缺盆循颈，上颊，至目锐眦⑥，却入耳中；其支者，别颊上䪼⑦，抵鼻，至目内眦（斜络于颧）。

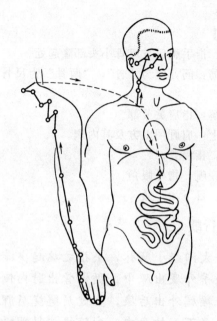

【译文】

手太阳小肠经起于小指外侧末端少泽，循手背小指和手掌尺侧边，向上至腕部，出于尺骨小头部，直上沿尺骨下边，经过肘内侧肱骨内上髁和尺骨鹰嘴之间的小海，向上沿臂外后侧，出肩关节部，绕肩胛部，交会肩上大椎，折返入锁骨上窝缺盆，进入体腔络于心，再循食道，下膈，抵达胃部，属于小肠。

本经分支，从缺盆沿颈部上面颊，至外眼角后，向后下折入耳中。

从颊部又出一分支，斜行于颧部，至目内眦睛明接足太阳膀胱经。

【注释】

① 踝：指手腕后方尺骨小头部隆起处。

② 两筋：筋，应为"骨"，"两骨"为尺骨鹰嘴与肱骨内上髁。

③ 肩解：指肩关节部。

④ 肩上：肩胛冈上方及其内侧。

⑤ 咽：指食管。

⑥ 目锐眦：指外眼角。

⑦ 颇：目下为"颇"。

❖ 小肠经循行歌

> 手太阳经小肠脉，小指之端起少泽，
> 循手外廉出踝中，循臂骨出肘内侧，
> 上循臑外出后廉，直过肩解绕肩胛，
> 交肩下入缺盆内，向腋络心循咽嗌，
> 下膈抵胃属小肠。一支缺盆贯颈颊，
> 至目锐眦却入耳，复从耳前仍上颊。
> 抵鼻升至目内眦，斜络于颧别络接。

❖ 小肠经分寸歌

> 小指端外为少泽，前谷本节前外侧，
> 节后横纹取后溪，腕骨腕前骨陷侧。
> 阳谷锐骨下陷讨，腕上一寸名养老，
> 支正外侧上五寸，小海肘髁鹰嘴中，

肩贞腋上一寸寻，臑俞贞上冈下缘，
天宗秉风下窝中，秉风冈上举有空，
曲垣冈端上内陷，外俞陶道三寸从，
中俞二寸大椎旁，天窗扶突后陷详，
天容耳下曲颊后，颧髎颧骨下廉乡，
听宫耳中珠子上，此为小肠手太阳。

❖ 小肠经经穴

少泽（Shàozé，SI1）

【定位】在手小指末节尺侧，距指甲根角侧上方
0.1寸。

【取法】微握拳，掌心向下，伸直小指，于小指爪甲
尺侧缘与基底部各作一线，两线相交处取穴。

【刺灸法】刺法：浅刺0.1～0.2寸，或用三棱针点刺
出血。灸法：艾条灸3～5分钟。

【功用】清热通乳，散瘀利窍。

前谷（Qiángǔ，SI2）

【定位】在手第5掌指关节尺侧远端赤白肉际凹陷中。

【取法】微握拳，于第5掌指关节前缘赤白肉际处
取穴。

【刺灸法】刺法：直刺0.2～0.3寸。灸法：艾条灸
5～10分钟。

【功用】疏风散热，清头明目，通经活络。

后溪（Hòuxī，SI3）

【定位】在手内侧，第5掌指关节尺侧近端赤白肉际

凹陷中。

【取法】在手掌尺侧，微握拳，第5掌指关节后的远侧掌横纹头赤白肉际处取穴。

【刺灸法】刺法：直刺0.5～0.8寸。灸法：艾条灸5～10分钟。

【功用】清头明目，安神定志，通经活络。

腕骨（Wàngǔ，SI4）

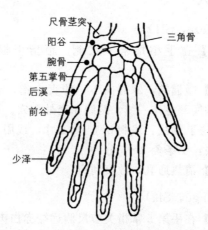

尺骨茎突
阳谷
腕骨
第五掌骨
后溪
前谷
三角骨
少泽

【定位】在腕区，第5掌骨基底与三角骨之间的赤白肉际凹陷处中。

【取法】微握拳，掌心向前，在第5掌骨尺侧后下方取穴。

【刺灸法】刺法：直刺0.3～0.5寸。灸法：艾条灸5～10分钟。

【功用】利湿退黄，通窍活络，增液消渴。

阳谷（Yánggǔ，SI5）

【定位】在腕后区，尺骨茎突与三角骨之间的凹陷中。

【取法】俯掌，由腕骨直上，相隔一骨（三角骨）的凹陷处取穴。

【刺灸法】刺法：直刺 0.3～0.5 寸。灸法：艾条灸 5～10 分钟。

【功用】清心明目，镇惊聪耳。

养老（Yǎnglǎo，SI6）

【定位】在前臂后区，腕背横纹上 1 寸，尺骨小头桡侧凹陷中。

【取法】屈肘，掌心向胸，在尺骨小头的桡侧缘上，与尺骨小头最高点平齐的骨缝中取穴。或掌心向下，用另一手指按在尺骨小头的最高点，然后掌心转向胸部，当手指滑入的骨缝中取穴。

【刺灸法】刺法：向上斜刺 0.5～0.8 寸。灸法：艾条灸 10～20 分钟。

【功用】明目清热，舒筋活络。

支正（Zhīzhèng，SI7）

【定位】在前臂后区，腕背侧远端横纹上 5 寸，尺骨尺侧与尺侧腕屈肌之间。

【取法】屈肘俯掌，在腕背横纹上 5 寸尺骨内侧缘处取穴。

【刺灸法】刺法：向上斜刺 0.5～1.0 寸。灸法：艾条灸 10～20 分钟。

【功用】清热解毒，安神定志，通经活络。

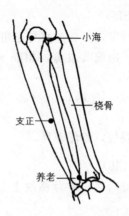

图中标注：小海、桡骨、支正、养老

小海（Xiǎohǎi，SI8）

【定位】在肘后区，尺骨鹰嘴与肱骨内上髁之间凹陷中。

【取法】屈肘抬臂，与肘窝横纹平齐之尺骨鹰嘴与肱骨内上髁之间。用手指弹敲该部位时有麻感。

【刺灸法】刺法：直刺 0.2～0.3 寸。灸法：艾条灸 5～10 分钟。避开神经。

【功用】清热祛风，宁神定志。

肩贞（Jiānzhēn，SI9）

【定位】在肩胛区，肩关节后下方，腋后纹头直上 1 寸。

【取法】在肩关节后下方，臂内收时，腋后纹头直上 1 寸处取穴。

【刺灸法】刺法：向后斜刺 1.0～1.5 寸。灸法：艾条灸 10～20 分钟。

【功用】清热止痛，通络聪耳。

臑俞 （Nàoshū，SI10）

【定位】在肩胛区，腋后纹头直上，肩胛冈下缘凹陷中。

【取法】正坐垂肩，上臂内收，用手指从腋后纹端肩贞直向上推肩胛冈下缘下是穴。

【刺灸法】刺法：直刺 0.5～1.0 寸。灸法：艾条灸 10～20 分钟。

【功用】舒筋活络，消肿化痰。

天宗 （Tiānzōng，SI11）

【定位】在肩胛区，肩胛冈中点与肩胛骨下角连线上 1/3 与 2/3 交点凹陷中。

【取法】前倾坐位或俯卧位，在冈下缘与肩胛骨下角的等分线上，当上、中 1/3 交点处。

【刺灸法】刺法：直刺或向四周斜刺 0.5～1.0 寸。灸法：艾条灸 10～20 分钟。

【功用】通经活络，理气消肿。

秉风 （Bǐngfēng，SI12）

【定位】在肩胛区，肩胛冈中点上方冈上窝中。

【取法】前倾坐位或俯卧位，于肩胛冈上窝中央约肩胛冈中点上缘上 1 寸处取穴，与臑俞、天宗成一三角形处是穴。

【刺灸法】刺法：直刺 0.3～0.5 寸。灸法：艾条灸 10～20 分钟。

【功用】疏风活络，止咳化痰。

曲垣（Qūyuán，SI13）

【定位】在肩胛区，肩胛冈内侧端上缘凹陷中。

【取法】前倾坐位或俯卧位，于肩胛冈上窝内侧端取穴。

【刺灸法】刺法：直刺 0.3～0.5 寸，局部酸胀。灸法：艾条灸 10～20 分钟。

【功用】舒筋活络，散风止痛。

肩外俞（Jiānwàishū，SI14）

【定位】在脊柱区，第 1 胸椎棘突下，后正中线旁开 3 寸。

【取法】前倾坐位或俯卧位，在第 1 胸椎棘突下，横平肩胛骨内侧缘的垂直线上取穴。

【刺灸法】刺法：斜刺 0.3～0.5 寸。灸法：艾条灸 10～20 分钟。

【功用】舒筋活络，散风止痛

肩中俞（Jiānzhōngshū，SI15）

【定位】在脊柱区，第 7 颈椎棘突下，后正中线旁开 2 寸。

【取法】前倾坐位或俯卧位，在第 7 颈椎棘突下，肩胛骨上角的内侧取穴。

【刺灸法】刺法：斜刺 0.3～0.5 寸。灸法：艾条灸 10～20 分钟。

【功用】宣肺解表，活络止痛。

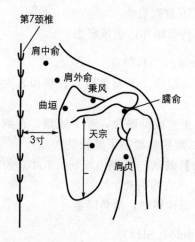

天窗（Tiānchuāng，SI16）

【定位】在颈部，横平喉结，胸锁乳突肌的后缘。

【取法】正坐或平卧位，平甲状软骨与舌骨肌之间的廉泉，于胸锁乳突肌后缘处取穴。

【刺灸法】刺法：直刺 0.3～0.5 寸。灸法：艾条灸

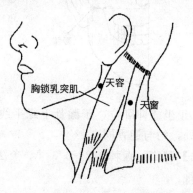

5～10 分钟，不宜瘢痕灸。

【功用】利咽聪耳，祛风定志。

天容（Tiānróng，SI17）

【定位】在颈部，下颌角后方，胸锁乳突肌的前缘凹陷中。

【取法】正坐或仰卧位，平下颌角，在胸锁乳突肌停止部前缘，二腹肌后腹的下缘处是穴。

【刺灸法】刺法：直刺 0.5～0.8 寸。灸法：艾条灸5～10 分钟，不宜瘢痕灸。

【功用】聪耳利咽，清热降逆。

颧髎（Quánliáo，SI18）

【定位】在面部，颧骨下缘，目外眦直下凹陷中。

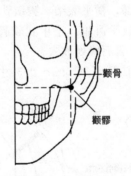

颧骨

颧髎

【取法】正坐或仰卧位，于颧骨下缘平线与目外眦角垂线之交点处，约与迎香同高。

【刺灸法】刺法：直刺 0.2～0.3 寸。灸法：艾条温和灸 5～10 分钟。

【功用】清热消肿，祛风通络。

听宫（Tīnggōng，SI19）

【定位】在面部，耳屏正中与下颌骨髁状突之间的凹陷中。

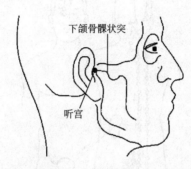

下颌骨髁状突

听宫

【取法】正坐或仰卧位，微张口，于耳屏前缘与下颌小头后缘之间凹陷处取穴。

【刺灸法】刺法：张口直刺0.5～1.0寸。灸法：艾条灸10～20分钟。

【功用】宣开耳窍，宁神定志。

第七节 足太阳膀胱经

❖ 膀胱经循行原文

《灵枢·经脉》：膀胱足太阳之脉，起于目内眦，上额，交巅①；其支者，从巅至耳上角②；其直者，从巅入络脑，还出别下项，循肩髆③内，挟脊，抵腰中，入循膂④，络肾，属膀胱；其支者，从腰中，下挟脊，贯臀，入腘中；其支者，从髆内左右，别下贯胛，挟脊内，过髀枢⑤，循髀外后廉，下合腘中，以下贯腨⑥内，出外踝之后，循京骨⑦，至小指外侧。

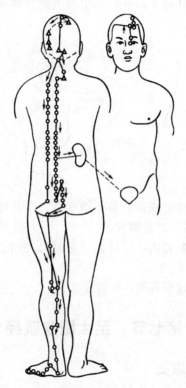

【译文】

足太阳膀胱经起于内眼角睛明，向上至额到头顶部。

一条分支从头顶分出到耳角上部。

直行主干从头顶入内络于脑，回出项部从天柱分两支下行，内侧支沿肩胛内侧，夹脊旁，抵腰部进入脊旁筋肉，入腹腔络于肾向下属膀胱。

一支从腰部分出，夹脊旁，向下过臀斜行抵腘窝委中。

外侧分支从肩胛内侧下行，通过肩胛，夹脊过髋关节环跳部，从大腿外侧后面，前支外侧进入腘窝在委中两支会合。从委中经脉行小腿后部，过外踝之后昆仑，循第5跖骨粗隆，到小趾外侧，抵趾甲角旁至阴，接足少阴肾经。

【注释】

① 巅：指头顶最高处。

② 耳上角：指耳上方。

③ 肩髆：意指肩胛部。

④ 膂：挟行于脊柱两旁的浅层肌肉。

⑤ 髀枢：髀，指大腿。髀枢，即指髋关节，又称大转子，为环跳所在的部位。

⑥ 腨：指腓肠肌部。

⑦ 京骨：第五跖骨粗隆部。

❖ 膀胱经循行歌

足太阳经膀胱脉，目内眦上起额尖，
支者巅上至耳角，直者从巅脑后悬。
络脑还出别下项，仍循肩髆夹脊边，
抵腰膂肾膀胱内，一支下与后阴连。
贯臀斜入委中穴，一支膊内左右别，

贯胛夹脊过髀枢，　臀内后廉腘中合，
下贯腨内外踝后，　京骨之下趾外侧。

❖ 膀胱经分寸歌

足太阳兮膀胱经，　目内眦角始睛明，
眉头陷中攒竹取，　眉冲直上旁神庭，
曲差入发五分际，　神庭旁开寸五分，
五处直行后五分，　承光通天络却穴，
相去寸五调均看，　玉枕旁开一寸三，
入发三寸枕骨取，　天柱项后发际内，
大筋外廉之陷中，　自此脊中开二寸，
第一大杼二风门，　三椎肺俞厥阴四，
心五督六膈七论，　肝九胆十脾十一，
胃俞十二椎下寻，　十三三焦十四肾，
十五气海大肠六，　七八关元小肠俞，
膀胱俞穴十九椎，　中膂俞穴二十下，
白环二一椎下当，　一二三四骶后孔，
上次中下四髎穴，　会阳阴尾尻骨旁，
又从臀下横纹取，　承扶居下陷中央，
殷门扶下方六寸，　浮郄委阳上一寸，
委阳腘外两筋乡，　委中穴在腘纹中，
第二侧线再细详，　别从脊中开三寸，
第二椎下为附分，　三椎魄户四膏肓，
第五椎下神堂尊，　第六谚谆膈关七，

第九魂门十阳纲，十一意舍之穴存，
十二会仓穴已分，十三肓门端正在，
十四志室不须论，十九胞肓二一秩，
委中下二寻合阳，承筋合阳下三寸，
穴在腓肠之中央，承山腿肚分肉间，
外踝七寸上飞扬，附阳外踝上三寸，
昆仑外跟陷中央，仆参亦在踝骨下，
申脉踝下五分张，金门申脉下一寸，
京骨外侧大骨当，束骨本节后陷中，
通谷节前限中量，至阴小趾外侧端，
去爪甲之韭叶方。

❖ 膀胱经经穴

睛明（Jīngmíng，BL1）

【定位】在面部，目内眦内上方眶内侧壁凹陷中。

【取法】仰卧位取穴。

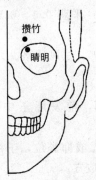

攒竹

睛明

【刺灸法】刺法：嘱患者闭目，医生用左手轻推眼球向外侧固定，右手持针缓慢刺入，紧靠眼眶直刺 0.3～0.5 寸，不提插捻转，局部酸胀，并扩散至眼球及其周围。出针时按压针孔片刻，避免内出血。灸法：此穴禁灸。

【功用】明目退翳，祛风清热。

攒竹（Cuánzhú，BL2）

【定位】在面部，眉头凹陷中，额切迹处。

【取法】正坐仰靠或仰卧位取穴。

【刺灸法】刺法：直刺 0.1～0.3 寸。灸法：此穴禁灸。

【功用】清热散风，活络明目。

眉冲（Méichōng，BL3）

【定位】在头部，额切迹直上入发际 0.5 寸。

【取法】正坐仰靠或仰卧位，于神庭平线与攒竹垂线之交点处取穴。

【刺灸法】刺法：平刺 0.3～0.5 寸。灸法：艾条灸 5～10 分钟。

【功用】明目安神，祛风通络。

曲差（Qūchā，BL4）

【定位】在头部，前发际正中直上 0.5 寸，旁开 1.5 寸。

【取法】正坐仰靠或仰卧位，于神庭与头维连线的内 1/3 与中 1/3 交点上取穴。

【刺灸法】刺法：平刺 0.3～0.5 寸。灸法：艾条灸 5～10 分钟。

【功用】清头明目，通窍安神。

五处（Wǔchù，BL5）

【定位】在头部，前发际正中直上 1.0 寸，旁开 1.5 寸。

【取法】正坐仰靠，先取曲差，于其直上 0.5 寸处取穴。

【刺灸法】刺法：平刺 0.3～0.5 寸。灸法：艾条灸 5～10 分钟。

【功用】清头明目，泄热息风。

承光（Chéngguāng，BL6）

【定位】在头部，前发际正中直上 2.5 寸，旁开 1.5 寸。

【取法】正坐或仰卧位，先取曲差，于其后 2 寸处取穴。

【刺灸法】刺法：平刺 0.3～0.5 寸。灸法：艾条灸 5～10 分钟。

【功用】清热散风，明目通窍。

通天（Tōngtiān，BL7）

【定位】在头部，前发际正中直上 4.0 寸，旁开 1.5 寸处。

【取法】正坐仰靠位，先取曲差，于其后 3.5 寸处取穴；或先取百会，在百会旁开 1.5 寸，再向前 1.0 寸处

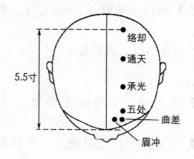

取穴。

【刺灸法】刺法：平刺 0.3～0.5 寸。灸法：艾条灸 5～10 分钟。

【功用】宣肺利鼻，散风清热。

络却（Luòquè，BL8）

【定位】在头部，前发际正中直上 5.5 寸，旁开 1.5 寸。

【取法】正坐或仰卧位，先取百会，在百会旁开 1.5 寸，再向后 0.5 寸处取穴。

【刺灸法】刺法：平刺 0.3～0.5 寸。灸法：艾条灸 5～10 分钟。

【功用】祛风清热，明目通窍。

玉枕（Yùzhěn，BL9）

【定位】在头部，后发际正中直上 2.5 寸，旁开 1.3 寸。

【取法】正坐或俯卧位，先取枕外粗隆上缘凹陷处的脑户，当脑户旁开 1.3 寸处是穴。

【刺灸法】刺法：平刺 0.3～0.5 寸。灸法：艾条灸 5～10 分钟。

【功用】开窍明目，通经活络。

天柱（Tiānzhù，BL10）

【定位】在颈后区，横平第 2 颈椎棘突上际，斜方肌外缘凹陷中。

【取法】正坐低头或俯卧位，先取哑门，再旁开 1.3 寸，当斜方肌外侧取之。

【刺灸法】刺法：直刺 0.5～0.8 寸。灸法：艾条灸 5～10 分钟。

【功用】强筋骨，安神志，清头目。

大杼（Dàzhù，BL11）

【定位】在脊柱区，当第 1 胸椎棘突下，后正中线旁开 1.5 寸。

【取法】正坐低头或俯卧位，于第 1 胸椎棘突下，先

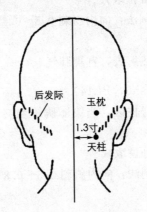

取陶道，旁开 1.5 寸处是穴。

【刺灸法】刺法：向内斜刺 0.5～0.8 寸。灸法：艾条灸 10～20 分钟。

【功用】清热散风，强健筋骨。

风门 （Fēngmén，BL12）

【定位】在脊柱区，第 2 胸椎棘突下，后正中线旁开 1.5 寸。

【取法】俯卧位取穴。

【刺灸法】刺法：向内斜刺 0.5～0.8 寸。灸法：艾条灸 10～20 分钟。

【功用】益气固表，祛风解表，泄胸中热。

肺俞 （Fèishū，BL13）

【定位】在脊柱区，第 3 胸椎棘突下，后正中线旁开 1.5 寸。

【取法】俯卧位取穴。

【刺灸法】刺法：向内斜刺 0.5～0.8 寸。灸法：艾条灸 10～20 分钟。

【功用】清热解表，宣理肺气。

厥阴俞 （Juéyīnshū，BL14）

【定位】在脊柱区，当第 4 胸椎棘突下，后正中线旁开 1.5 寸。

【取法】俯卧位取穴。

【刺灸法】刺法：向内斜刺 0.5～0.8 寸。灸法：艾条灸 10～20 分钟。

【功用】活血理气，清心宁志。

心俞（Xīnshū，BL15）

【定位】在脊柱区，第 5 胸椎棘突下，后正中线旁开
1.5 寸。

【取法】俯卧位取穴。

【刺灸法】刺法：向内斜刺 0.5～0.8 寸。灸法：艾条
灸 10～20 分钟。

【功用】调气血，通心络，宁心神。

督俞（Dūshū，BL16）

【定位】在脊柱区，第 6 胸椎棘突下，后正中线旁开
1.5 寸。

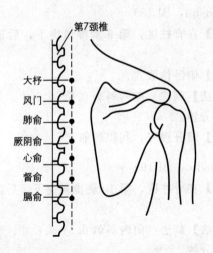

第7颈椎

大杼
风门
肺俞
厥阴俞
心俞
督俞
膈俞

【取法】俯卧位取穴。

【刺灸法】刺法：向内斜刺 0.5～0.8 寸。灸法：艾条灸 10～20 分钟。

【功用】理气活血，强心通脉。

膈俞（Géshū，BL17）

【定位】在脊柱区，第 7 胸椎棘突下，后正中线旁开 1.5 寸。

【取法】俯卧位，于第 7 胸椎棘突下至阳旁开 1.5 寸取穴，约与肩胛下角相平。

【刺灸法】刺法：向内斜刺 0.5～0.8 寸。灸法：艾条灸 10～20 分钟。

【功用】理气降逆，活血通脉。

肝俞（Gānshū，BL18）

【定位】在脊柱区，第 9 胸椎棘突下，后正中线旁开 1.5 寸。

【取法】俯卧位取穴。

【刺灸法】刺法：向内斜刺 0.5～0.8 寸。灸法：艾条灸 10～20 分钟。

【功用】疏肝理气，利胆解郁。

胆俞（Dǎnshū，BL19）

【定位】在脊柱区，第 10 胸椎棘突下，后正中线旁开 1.5 寸。

【刺灸法】刺法：向内斜刺 0.5～0.8 寸。灸法：艾条灸 10～20 分钟。

【功用】疏肝利胆，养阴清热，和胃降逆。

脾俞（Píshū，BL20）

【定位】在脊柱区，第 11 胸椎棘突下，后正中线旁开 1.5 寸。

【取法】俯卧位取穴。

【刺灸法】刺法：向内斜刺 0.5～0.8 寸。灸法：艾条灸 10～20 分钟。

【功用】健脾统血，和胃益气。

胃俞（Wèishū，BL21）

【定位】在脊柱区，第 12 胸椎棘突下，后正中线旁开 1.5 寸。

【取法】俯卧位取穴。

【刺灸法】刺法：直刺 0.5～0.8 寸。灸法：艾条灸 10～20 分钟。

【功用】和胃健脾，消食利湿。

三焦俞（Sānjiāoshū，BL22）

【定位】在脊柱区，第 1 腰椎棘突下，后正中线旁开 1.5 寸。

【取法】俯卧位取穴。

【刺灸法】刺法：直刺 0.5～0.8 寸。灸法：艾条灸 10～20 分钟。

【功用】调三焦，利水道，益元气，强腰膝。

肾俞（Shènshū，BL23）

【定位】在脊柱区，第 2 腰椎棘突下，后正中线旁开 1.5 寸。

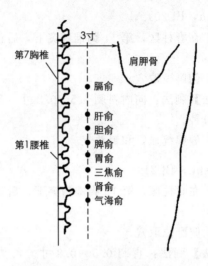

第7胸椎

第1腰椎

3寸

肩胛骨

膈俞
肝俞
胆俞
脾俞
胃俞
三焦俞
肾俞
气海俞

【取法】俯卧位，先取与脐相对的命门，再于命门旁1.5 寸处取穴。

【刺灸法】刺法：直刺 0.8～1.0 寸。灸法：艾条灸 10～20 分钟。

【功用】益肾强腰，壮阳利水，明目聪耳。

气海俞 （Qìhǎishū，BL24）

【定位】在脊柱区，第 3 腰椎棘突下，后正中线旁开 1.5 寸。

【取法】俯卧位取穴。

【刺灸法】刺法：直刺 0.8～1.0 寸。灸法：艾条灸 10～20 分钟。

【功用】补肾壮阳，行气活血。

大肠俞（Dàchángshū，BL25）

【定位】在脊柱，当第4腰椎棘突下，后正中线旁开1.5寸。

【取法】俯卧位取穴。

【刺灸法】刺法：直刺0.8～1.0寸。灸法：艾条灸10～20分钟。

【功用】疏调肠胃，理气化滞。

关元俞（Guānyuánshū，BL26）

【定位】在脊柱区，第5腰椎棘突下，后正中线旁开1.5寸。

【取法】俯卧位取穴。

【刺灸法】刺法：直刺0.8～1.0寸。灸法：艾条灸10～20分钟。

【功用】培元固本，调理下焦。

小肠俞（Xiǎochángshū，BL27）

【定位】在骶区，横平第1骶后孔，骶正中嵴旁1.5寸。

【取法】俯卧位，于第1骶骨下间后正中线旁开1.5寸处取穴。

【刺灸法】刺法：直刺0.8～1.0寸。灸法：艾条灸10～20分钟。

【功用】清热利湿，通调二便。

膀胱俞（Pángguāngshū，BL28）

【定位】在骶区，横平第2骶后孔，骶正中嵴旁

1.5 寸。

【取法】俯卧位，于第 2 骶椎下间后正中线旁开 1.5 寸处取穴。

【刺灸法】刺法：直刺 0.8～1.0 寸。灸法：艾条灸 10～20 分钟。

【功用】清热利尿，培补下元。

中膂俞（Zhōnglǔshū，BL29）

【定位】在骶区，横平第 3 骶后孔，骶正中嵴旁 1.5 寸。

【取法】俯卧位，于第 3 骶椎下间后正中线旁开 1.5 寸处取穴。

【刺灸法】刺法：直刺 0.8～1.0 寸。灸法：艾条灸 10～20 分钟。

【功用】温阳理气，清热散寒。

白环俞（Báihuánshū，BL30）

【定位】在骶区，横平第 4 骶后孔，骶正中嵴旁 1.5 寸。

【取法】俯卧位，于第 4 骶椎下间后正中线旁开 1.5 寸处取穴。

【刺灸法】刺法：直刺 0.8～1.0 寸。灸法：艾条灸 10～20 分钟。

【功用】调理下焦，温经活络。

上髎（Shàngliáo，BL31）

【定位】在骶区，正对第 1 骶后孔中。

【取法】俯卧位，食指尖按在小肠俞与后正中线之间，小指按在尾骨上方小黄豆大圆骨突起（骶角）的上方，中指与无名指等距离分开按放，各指尖所到之处是：食指尖为上髎，中指尖为次髎，小指尖为下髎。

【刺灸法】刺法：直刺 0.8～1.0 寸。灸法：艾条灸10～20 分钟。

【功用】补益下焦，清热利湿。

次髎（Cìliáo，BL32）

【定位】在骶区，正对第 2 骶后孔中。

【取法】俯卧位取穴。

【刺灸法】刺法：直刺 0.8～1.0 寸。灸法：艾条灸10～20 分钟。

【功用】补益下焦，清热利湿。

中髎（Zhōngliáo，BL33）

【定位】在骶区，正对第 3 骶后孔中。

【取法】俯卧位取穴。

【刺灸法】刺法：直刺 0.8～1.0 寸。灸法：艾条灸10～20 分钟。

【功用】补益下焦，清热利湿。

下髎（Xiàliáo，BL34）

【定位】在骶区，正对第 4 骶后孔中。

【取法】俯卧位取穴。

【刺灸法】刺法：直刺 0.8～1.0 寸。灸法：艾条灸10～20 分钟。

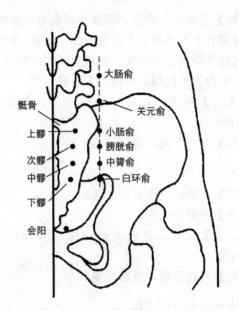

【功用】补益下焦，清热利湿。

会阳（Huìyáng，BL35）

　　【定位】在骶区，尾骨端旁开 0.5 寸。

　　【取法】跪伏位取穴。

　　【刺灸法】刺法：直刺 0.8～1.0 寸。灸法：艾条灸
5～10 分钟。

　　【功用】清热利湿，理气升阳。

承扶（Chéngfú，BL36）

　　【定位】在股后区，臀沟的中点。

　　【取法】俯卧位取穴。

【刺灸法】刺法：直刺 1.5～2.5 寸。灸法：艾条灸 10～20 分钟。

【功用】舒筋活络，通调二便。

殷门 （Yīnmén，BL37）

【定位】在股后区，臀沟下 6 寸，股二头肌与半腱肌之间。

【取法】俯卧位取穴。

【刺灸法】刺法：直刺 1.5～2.5 寸。灸法：艾条灸 10～20 分钟。

【功用】舒筋通络，强健腰腿。

浮郄 （Fúxì，BL38）

【定位】在膝后区，腘横纹上 1 寸，股二头肌腱的内侧缘。

【取法】俯卧位，先取腘窝正中外 1 寸的委阳，于其直上 1 寸，股二头肌腱内侧处取穴。

【刺灸法】刺法：直刺 0.8～1.0 寸。灸法：艾条灸 10～20 分钟。

【功用】通经活络，舒筋利节。

委阳 （Wěiyáng，BL39）

【定位】在膝部，腘横纹上，当股二头肌腱内侧缘。

【取法】俯卧位，先取腘窝正中的委中，向外 1 寸处取穴。

【刺灸法】刺法：直刺 0.8～1.0 寸。灸法：艾条灸 10～20 分钟。

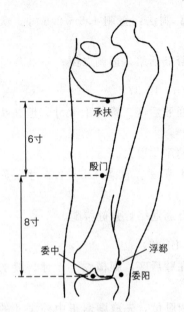

【功用】通利三焦，舒筋通络。

委中（Wěizhōng，BL40）

　　【定位】在膝后区，腘横纹中点。

　　【取法】俯卧位，在腘横纹中点，当股二头肌腱与半腱肌肌腱的中间。

　　【刺灸法】刺法：直刺 0.5～1.0 寸，或用三棱针点刺静脉出血。灸法：艾条灸 10～20 分钟。

　　【功用】清暑泄热，凉血解毒，醒脑安神，舒筋活络。

附分（Fùfēn，BL41）

　　【定位】在脊柱区，第 2 胸椎棘突下，后正中线旁开

3寸。

【取法】俯卧位取穴。

【刺灸法】刺法：斜刺0.5～0.8寸。灸法：艾条灸10～20分钟。

【功用】祛风散邪，疏通经络。

魄户（Pòhù，BL42）

【定位】在脊柱区，第3胸椎棘突下，后正中线旁开3寸。

【取法】俯卧位取穴。

【刺灸法】刺法：斜刺0.5～0.8寸。灸法：艾条灸10～20分钟。

【功用】补肺滋阴，下气降逆。

膏肓（Gāohuāng，BL43）

【定位】在脊柱区，第4胸椎棘突下，后正中线旁开3寸。

【取法】俯卧位取穴。

【刺灸法】刺法：斜刺0.5～0.8寸。灸法：艾条灸10～20分钟。

【功用】补虚益损，调理肺气。

神堂（Shéntáng，BL44）

【定位】在脊柱区，第5胸椎棘突下，后正中线旁开3寸。

【取法】俯卧位取穴。

【刺灸法】刺法：斜刺0.5～0.8寸。灸法：艾条灸

10～20 分钟。

【功用】宁心安神，活血通络。

谚谑（Yìxǐ，BL45）

【定位】在脊柱区，第 6 胸椎棘突下，后正中线旁开 3 寸处。

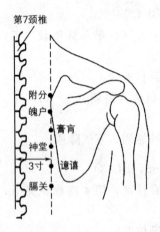

【取法】俯卧位取穴。

【刺灸法】刺法：斜刺 0.5～0.8 寸。灸法：艾条灸 10～20 分钟。

【功用】止咳平喘，通窍活络。

膈关（Géguān，BL46）

【定位】在脊柱区，第 7 胸椎棘突下，后正中线旁开 3 寸。

【取法】俯卧位，先取约与肩胛骨下角平齐的至阳，于至阳旁开 3 寸处取穴。

【刺灸法】刺法：斜刺 0.5～0.8 寸。灸法：艾条灸 10～20 分钟。

【功用】理气宽胸，和胃降逆。

魂门（Húnmén，BL47）

【定位】在脊柱区，第 9 胸椎棘突下，后正中线旁开 3 寸处。

【取法】俯卧位取穴。

【刺灸法】刺法：斜刺 0.5～0.8 寸。灸法：艾条灸 10～20 分钟。

【功用】疏肝理气，健脾和胃。

阳纲（Yánggāng，BL48）

【定位】在脊柱区，第 10 胸椎棘突下，后正中线旁开 3 寸。

【刺灸法】刺法：斜刺 0.5～0.8 寸。灸法：艾条灸 10～20 分钟。

【功用】清热利胆，和中化滞。

意舍（Yìshè，BL49）

【定位】在脊柱区，第 11 胸椎棘突下，后正中线旁开 3 寸处。

【取法】俯卧位取穴。

【刺灸法】刺法：斜刺 0.5～0.8 寸。灸法：艾条灸 10～20 分钟。

【功用】健脾和胃，清热利湿。

胃仓（Wèicāng，BL50）

【定位】在脊柱区，第 12 胸椎棘突下，后正中线旁开 3 寸处。

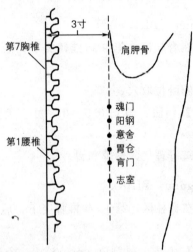

第7胸椎

3寸

肩胛骨

魂门
阳钢
意舍
胃仓
肓门
志室

第1腰椎

【取法】俯卧位取穴。

【刺灸法】刺法：斜刺 0.5～0.8 寸。灸法：艾条灸 10～20 分钟。

【功用】健脾和胃，消积导滞。

肓门（Huāngmén，BL51）

【定位】在腰区，第 1 腰椎棘突下，后正中线旁开 3 寸处。

【取法】俯卧位取穴。

【刺灸法】刺法：直刺 0.8～1.0 寸。灸法：艾条灸 10～20 分钟。

【功用】调理肠胃，化滞消痞。

志室（Zhìshì，BL52）

【定位】在腰区，第2腰椎棘突下，后正中线旁开3寸处。

【取法】俯卧位取穴。

【刺灸法】刺法：直刺0.8～1.0寸。灸法：艾条灸10～20分钟。

【功用】补肾益精，调经止带，利湿通淋，强壮腰膝。

胞肓（Bāohuāng，BL53）

【定位】在骶区，横平第2骶后孔，骶正中嵴旁开3寸。

【取法】俯卧位取穴。在臀部，平第2骶后孔，骶正

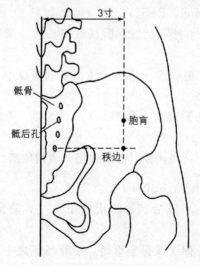

中嵴旁开 3 寸。

【刺灸法】刺法：直刺 0.8～1.0 寸。灸法：艾条灸
10～20 分钟。

【功用】补肾壮腰，舒筋活络。

秩边 （Zhìbiān，BL54）

【定位】在骶区，横平第 4 骶后孔，骶正中嵴旁开
3 寸。

【取法】俯卧位，与骶管裂孔相平，后正中线旁开 3
寸处取穴。

【刺灸法】刺法：直刺 1.5～3 寸。灸法：艾条灸10～
20 分钟。

【功用】舒筋通络，强健腰膝，疏调下焦。

合阳 （Héyáng，BL55）

【定位】在小腿后区，腘横纹下 2 寸，腓肠肌内、外
侧头之间。

【取法】俯卧或正坐垂足位，于腘横纹中点，委中直
下 2 寸处取穴。

【刺灸法】刺法：直刺 0.5～1.0 寸。灸法：艾条灸
10～20 分钟。

【功用】活血调经，舒筋通络，强健腰膝。

承筋 （Chéngjīn，BL56）

【定位】小腿后区，腘横纹下 5 寸，腓肠肌两肌腹
之间。

【取法】俯伏或正坐垂足，于腓肠肌之中央取穴，当

合阳与承山之间。

【刺灸法】刺法：直刺 0.5～1.0 寸。灸法：艾条灸
10～20 分钟。

【功用】舒筋通络，强健腰膝，通调大肠。

承山（Chéngshān，BL57）

【定位】在小腿后区，腓肠肌两肌腹与肌腱交角处。

【取法】俯卧位，下肢伸直，足趾挺而向上，其腓肠
肌部出现人字陷纹，从其尖下取穴。

【刺灸法】刺法：直刺 1.0～1.5 寸。灸法：艾条灸
10～20 分钟。

【功用】舒筋活络，调理肠腑。

飞扬（Fēiyáng，BL58）

【定位】在小腿后区，昆仑（BL60）直上 7 寸，腓肠
肌外下缘与跟腱移行处。

【取法】正坐垂足取穴。

【刺灸法】刺法：直刺 0.8～1.0 寸。灸法：艾条灸
5～10 分钟。

【功用】舒筋活络，清热消肿。

跗阳（Fūyáng，BL59）

【定位】在小腿后区，昆仑（BL60）直上 3 寸，腓骨
与跟腱之间。

【取法】正坐垂足或俯卧位，于外踝尖与跟腱连线中
点的昆仑直上 3 寸处取穴。

【刺灸法】刺法：直刺 0.5～1.0 寸。灸法：艾条灸
5～10 分钟。

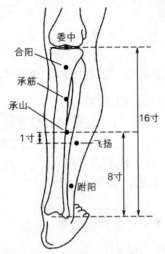

【功用】通经活络，清热散风。

昆仑（Kūnlún，BL60）

　　【定位】在踝区，外踝尖与跟腱之间的凹陷中。

　　【取法】正坐垂足着地或俯卧取穴。

　　【刺灸法】刺法：直刺 0.5～1.0 寸。灸法：艾条灸 5～10 分钟。

　　【功用】舒筋活络，清头明目。

仆参（Púcān，BL61）

　　【定位】在跟区，昆仑（BL60）直下，跟骨外侧，赤白肉际处。

　　【取法】正坐、垂足着地或俯卧位取穴。

　　【刺灸法】刺法：直刺 0.3～0.5 寸。灸法：艾条灸 5～10 分钟。

【功用】舒筋骨，利腰腿。

申脉（Shēnmài，BL62）

【定位】在踝区，外踝尖直下，外踝下缘与跟骨之间凹陷中。

【取法】正坐垂足着地或仰卧位，在外踝直下0.5寸，前后有筋，上有踝骨，下有软骨，其穴居中。

【刺灸法】刺法：直刺0.2～0.3寸。灸法：艾条灸5～10分钟。

【功用】活血理气，宁志安神。

金门（Jīnmén，BL63）

【定位】在足背，外踝前缘直下，第5跖骨粗隆后方，骰骨下缘凹陷中。

【取法】正坐垂足着地或仰卧，于申脉前下方0.5寸，骰骨外侧凹陷中取穴。

【刺灸法】刺法：直刺0.3～0.5寸。灸法：艾条灸5～10分钟。

【功用】通经活络，清脑安神。

京骨（Jīnggǔ，BL64）

【定位】在跖区，第5跖骨粗隆前下方，赤白肉际处。

【取法】正坐垂足着地或仰卧位取穴。

【刺灸法】刺法：直刺0.3～0.5寸。灸法：艾条灸5～10分钟。

【功用】清热散风，宁心安神。

束骨（Shùgǔ，BL65）

【定位】在跖区，第5跖趾关节的近端，赤白肉际处。

【取法】正坐垂足着地或仰卧位取穴。

【刺灸法】刺法：直刺 0.3～0.5 寸。灸法：艾条灸 5～10 分钟。

【功用】通经活络，清热散风。

足通谷 （Zútōnggǔ，BL66）

【定位】在足第 5 跖趾关节的远端，赤白肉际处。

【取法】正坐垂足着地取穴。

【刺灸法】刺法：直刺 0.2～0.3 寸。灸法：艾条灸 5～60 分钟。

【功用】疏通经气，安神益智。

至阴 （Zhìyīn，BL67）

【定位】在足小趾末节外侧，趾甲根角侧后方 0.1 寸。

【取法】正坐垂足着地或仰卧位，于足小趾爪甲外侧缘与基底部各作一线，两线交点处即是。

【刺灸法】刺法：浅刺 0.1～0.2 寸，或用三棱针点刺出血。灸法：艾条灸10～20 分钟。

【功用】活血理气，正胎催产，清头明目。

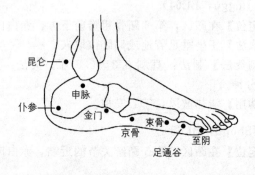

第八节　足少阴肾经

❖ 肾经循行原文

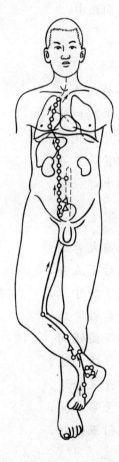

《灵枢·经脉》：肾足少阴之脉：起于小趾之下，邪走足心①，出于然谷②之下，循内踝之后，别入跟中③，以上腨内④，出腘内廉，上股内后廉，贯脊属肾，络膀胱；其直者，从肾，上贯肝膈，入肺中，循喉咙，挟舌本；其支者，从肺出，络心，注胸中。

【译文】

足少阴肾经起于足小趾之下，斜走足心出涌泉，经过舟骨粗隆下然谷和内踝后太溪，分支进入足跟部并向上循小腿内侧后缘至腘窝部内侧阴谷，然后沿大腿内侧后缘向上，进入脊椎内，在腹腔属于肾络膀胱。

本经主干从肾向上，穿过肝和膈，进入肺后循气管咽喉到舌根两旁。

一条分支从肺出联络心内，流注于胸中，接于手厥阴心包经。

【注释】

① 邪走足心：从小趾下斜行走向足心涌泉。

② 然谷：指舟骨粗隆，然谷在舟骨粗隆剪下方凹陷处。

③ 别入跟中：意指分出一支进入脚跟中。

④ 腨内：腓肠肌部。

❖ 肾经循行歌

足经肾脉属少阴，小趾斜趋涌泉心，
然谷之下内踝后，别入跟中腨内侵。
出腘内廉上股内，贯脊属肾膀胱临。
直者属肾贯肝膈，入肺循喉舌本寻，
支者从肺络心内，仍至胸中部分深。

❖ 肾经分寸歌

足掌心中是涌泉，然谷踝前大骨边，
太溪踝后跟腱前，大钟溪后下五分，
水泉溪下一寸觅，照海踝下四寸真，
复溜踝后上二寸，交信溜前胫骨后，
筑宾内踝上腨分，阴谷膝下曲膝间。
横骨大赫并气穴，四满中注亦相连，
五穴上行皆一寸，中行旁开五分边，
肓俞上行亦一寸，但在脐旁半寸间，
商曲石关阴都穴，通谷幽门五穴联，

五穴上下一寸取，各开中行五分前，

步廊神封灵墟穴，神藏或中俞府安，

上行寸六旁二寸，穴穴均在肋间隙，

俞府璇玑二寸观，二十七穴仔细研。

❖ 肾经经穴

涌泉（Yǒngquán，KI1）

【定位】在足底，屈足卷趾时足心最凹陷处。

【取法】仰卧或俯卧位，五趾跖屈，屈足掌，当足底掌心前面正中之凹陷处取穴。

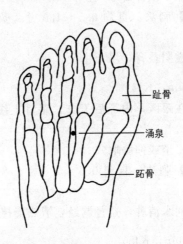

趾骨

涌泉

跖骨

【刺灸法】刺法：直刺 0.5～1.0 寸。灸法：艾条灸 5～10 分钟，或药物天灸。

【功用】滋阴益肾，平肝息风，醒脑开窍。

然谷 （Rángǔ，KI2）

【定位】在足内侧缘，足舟骨粗隆下方，赤白肉际处。

【取法】正坐或仰卧，于内踝前下方，舟骨粗隆前下方凹陷处取穴。

【刺灸法】刺法：直刺 0.5～1.0 寸。灸法：艾条灸 5～10 分钟。

【功用】滋阴补肾，清热利湿。

太溪 （Tàixī，KI3）

【定位】在踝区，内踝尖与跟腱之间的凹陷中。

【取法】正坐或仰卧取穴。

【刺灸法】刺法：直刺 0.5～1.0 寸。灸法：艾条灸 5～10 分钟。

【功用】滋阴益肾，培土生金。

大钟 （Dàzhōng，KI4）

【定位】在跟区，内踝后下方，跟骨上缘，跟腱附着部前缘凹陷中。

【取法】正坐或仰卧取穴。

【刺灸法】刺法：直刺 0.5～1.0 寸。灸法：艾条灸 5～10 分钟。

【功用】利水消肿，益肾调经，清热安神。

水泉 （Shuǐquán，KI5）

【定位】在跟区，太溪（KI3）直下 1 寸，跟骨结节的内侧凹陷中。

【取法】正坐或仰卧取穴。

【刺灸法】刺法：直刺 0.3～0.5 寸。灸法：艾条灸 5～10 分钟。

【功用】利水消肿，活血调经。

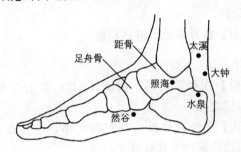

照海（Zhàohǎi，KI6）

【定位】在踝区，内踝尖下 1 寸，内踝下缘边际凹陷中。

【取法】正坐或仰卧取穴。

【刺灸法】刺法：直刺 0.5～0.8 寸。灸法：艾条灸 5～10 分钟。

【功用】滋阴调经，息风止痉，利咽安神。

复溜（Fùliū，KI7）

【定位】在小腿内侧，内踝尖上 2 寸，跟腱的前缘。

【取法】正坐或仰卧取穴。

【刺灸法】刺法：直刺 0.8～1.0 寸。灸法：艾条灸 10～20 分钟。

【功用】发汗解表，温阳利水。

交信（Jiāoxìn，KI8）

【定位】在小腿内侧，内踝尖上 2 寸，胫骨内侧缘后际凹陷中。

【取法】正坐或仰卧取穴。

【刺灸法】刺法：直刺 0.8～1.0 寸。灸法：艾条灸
10～20 分钟。

【功用】益肾调经，清热利尿。

筑宾（Zhùbīn, KI9）

【定位】在小腿内侧，太溪（KI3）直上 5 寸，比目
鱼肌与跟腱之间。

【取法】正坐或仰卧位，先取太溪，于其直上 5 寸，
胫骨内侧面后缘约 2 寸处取穴。

【刺灸法】刺法：直刺 0.8～1.0 寸。灸法：艾条灸
10～20 分钟。

【功用】调补肝肾，清热利湿。

阴谷（Yīngǔ, KI10）

【定位】在膝后区，腘横纹上，半腱肌肌腱外侧缘。

【取法】正坐屈膝，从腘横纹内侧端，按取两筋（半
膜肌和半腱肌）之间取穴。

【刺灸法】刺法：直刺 0.8～1.0 寸。灸法：艾条灸
5～10 分钟。

【功用】益肾助阳，理气止痛。

横骨（Hénggǔ, KI11）

【定位】在下腹部，脐中下 5 寸，前正中线旁开
0.5 寸。

【取法】仰卧位，先取腹白线上耻骨联合上缘的曲骨，

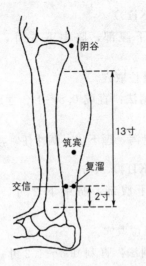

再于旁 0.5 寸取穴。

【刺灸法】刺法：直刺 0.8～1.2 寸。针刺前排空膀胱。灸法：艾条灸5～10 分钟。

【功用】涩精举阳，通利下焦。

大赫（Dàhè，KI12）

【定位】在下腹部，脐中下 4 寸，前正中线旁开 0.5 寸。

【取法】仰卧位，先取腹白线上耻骨联合上缘直上 1 寸的中极，再于其旁 0.5 寸处取穴。

【刺灸法】刺法：直刺 0.8～1.2 寸。针刺前排空膀胱。灸法：艾条灸5～10 分钟。

【功用】涩精止带，调经止痛。

气穴 (Qìxué, KI13)

【定位】在下腹部，脐中下 3 寸，前正中线旁开 0.5 寸。

【取法】仰卧位取穴。

【刺灸法】刺法：直刺 0.8～1.2 寸。灸法：艾条灸 10～20 分钟。

【功用】止泄泻，理下焦，调冲任，益肾气。

四满 (Sìmǎn, KI14)

【定位】在下腹部，脐中下 2 寸，前正中线旁开 0.5 寸。

【取法】仰卧位取穴。

【刺灸法】刺法：直刺 0.8～1.2 寸。灸法：艾条灸 10～20 分钟。

【功用】理气健脾，调经止泻，清热利湿。

中注 (Zhōngzhù, KI15)

【定位】在下腹部，脐中下 1 寸，前正中线旁开 0.5 寸。

【取法】仰卧位，先取脐中直下 1 寸的阴交，再于其旁 0.5 寸处取穴。

【刺灸法】刺法：直刺 0.8～1.2 寸。灸法：艾条灸 10～20 分钟。

【功用】通便止泻，泄热调经，行气止痛。

肓俞 (Huāngshū, KI16)

【定位】在腹中部，脐中旁开 0.5 寸。

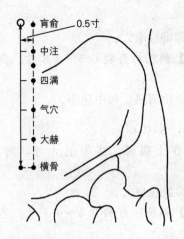

肓俞　0.5寸
中注
四满
气穴
大赫
横骨

【取法】仰卧位取穴。

【刺灸法】刺法：直刺 0.8～1.2 寸。灸法：艾条灸 10～20 分钟。

【功用】通便止泻，理气止痛。

商曲（Shāngqū，KI17）

【定位】在上腹部，脐中上 2 寸，前正中线旁开 0.5 寸。

【取法】仰卧位取穴。

【刺灸法】刺法：直刺 0.5～0.8 寸。灸法：艾条灸 10～20 分钟。

【功用】理气调肠，和中化湿。

石关（Shíguān，KI18）

【定位】在上腹部，脐中上 3 寸，前正中线旁开

0.5 寸。

【取法】仰卧位取穴。

【刺灸法】刺法：直刺 0.5～0.8 寸。灸法：艾条灸 10～20 分钟。

【功用】滋阴清热，和中化滞。

阴都 （Yīndū，KI19）

【定位】在上腹部，脐中上 4 寸，前正中线旁开 0.5 寸。

【取法】仰卧位取穴。

【刺灸法】刺法：直刺 0.5～0.8 寸。灸法：艾条灸 10～20 分钟。

【功用】调肠胃，理气血。

腹通谷 （Fùtōnggǔ，KI20）

【定位】在上腹部，脐中上 5 寸，前正中线旁开 0.5 寸。

【取法】仰卧位取穴。

【刺灸法】刺法：直刺 0.5～0.8 寸。灸法：艾条灸 10～20 分钟。

【功用】清心益肾，降逆止呕。

幽门 （Yōumén，KI21）

【定位】在上腹部，脐中上 6 寸，前正中线旁开 0.5 寸。

【取法】仰卧位取穴。

【刺灸法】刺法：直刺 0.5～0.8 寸。灸法：艾条灸

10～20 分钟。

【功用】调理肠胃，通乳消痈。

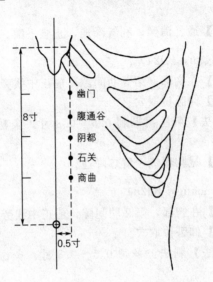

步廊（Bùláng，KI22）

【定位】在胸部，第 5 肋间隙，前正中线旁开 2 寸。

【取法】仰卧位，于胸骨中线与锁骨中线之间的中点，当第 5 肋间隙中取穴。

【刺灸法】刺法：平刺 0.5～0.8 寸。灸法：艾条灸 5～10 分钟。

【功用】止咳平喘，补肾纳气。

神封（Shénfēng，KI23）

【定位】在胸部，第 4 肋间隙，前正中线旁开 2 寸。

【取法】仰卧位取穴。

【刺灸法】刺法：平刺 0.5～0.8 寸。灸法：艾条灸 5～10 分钟。

【功用】通乳消痈，利气降逆，止咳平喘。

灵墟 （Língxū，KI24）

【定位】在胸部，第 3 肋间隙，前正中线旁开 2 寸。

【取法】仰卧位取穴。

【刺灸法】刺法：平刺 0.5～0.8 寸。灸法：艾条灸 5～10 分钟。

【功用】宽胸理气，清热降逆。

神藏 （Shéncáng，KI25）

【定位】在胸部，第 2 肋间隙，前正中线旁开 2 寸。

【取法】仰卧位取穴。

【刺灸法】刺法：平刺 0.5～0.8 寸。灸法：艾条灸 5～10 分钟。

【功用】止咳平喘，宽胸理气。

彧中 （Yùzhōng，KI26）

【定位】在胸部，第 1 肋间隙，前正中线旁开 2 寸。

【取法】仰卧位取穴。

【刺灸法】刺法：平刺 0.5～0.8 寸。灸法：艾条灸 5～10 分钟。

【功用】止咳平喘，降逆止呕。

俞府 （Shūfǔ，KI27）

【定位】在胸部，锁骨下缘，前正中线旁开 2 寸。

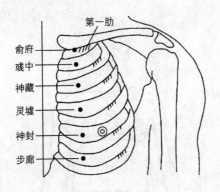

第一肋

俞府
彧中
神藏
灵墟
神封
步廊

【取法】仰卧位取穴。

【刺灸法】刺法：平刺 0.5～0.8 寸。灸法：艾条灸5～10 分钟。

【功用】止咳平喘，理气降逆。

第九节　手厥阴心包经

❖ 心包经循行原文

《灵枢·经脉》：心主手厥阴心包络之脉，起于胸中，出属心包络，下膈，历①络三焦；其支者，循胸出胁，下腋三寸，上抵腋下，循臑内，行太阴少阴之间，入肘中，下臂，行两筋②之间，入掌中，循中指，出其端；其支者，别掌中③，循小指次指，出其端。

【译文】

手厥阴心包经起于胸中，出属心包络，向下过横膈，分别与上、中、下三焦相络。

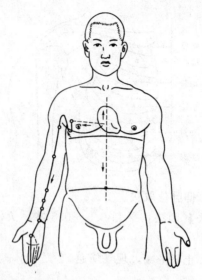

其支脉沿胸出胁下天池，上抵腋下，沿上臂内侧行于手太阴、手少阴之间，进入肘中，下向前臂，走两筋之间，到掌中劳宫直出中指指尖中冲。

在劳宫处有一分支走到无名指末端，交接于手少阳三焦经。

【注释】

① 历：经历的意思。

② 两筋：指桡侧腕屈肌腱和掌长肌腱。

③ 掌中：劳宫所在，第三掌骨桡侧。

❖ 心包经循行歌

手厥阴心主起胸，属包下膈三焦宫，

支者循胸出胁下，胁下连腋三寸同。

仍上抵腋循臑内，太阴少阴两经中，

指透中冲支者别，小指次指络相通。

❖ 心包经分寸歌

心络起自天池间，乳后傍一腋下三，

天泉绕腋下二寸，曲泽屈肘纹内端，

郄门去腕后五寸，间使腕后三寸然，

内关去腕后二寸，大陵掌后横纹间，

劳宫屈拳名指取，中指之末中冲端。

❖ 心包经经穴

天池（Tiānchí，PC1）

【定位】在胸部，第 4 肋间隙，前正中线旁开 5 寸。

【取法】仰卧位，先定第 4 肋间隙，然后于乳头中点

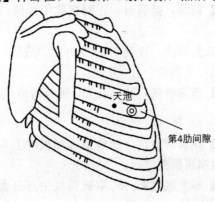

天池

第4肋间隙

外开 1 寸处取穴。

【刺灸法】刺法：向外侧平刺 0.3～0.8 寸。灸法：艾条灸5～10 分钟。

【功用】活血化瘀，止咳平喘，化痰散结。

天泉 （Tiānquán，PC2）

【定位】在臂前区，腋前纹头下 2 寸，肱二头肌的长、短头之间。

【取法】伸臂仰掌，于腋前皱襞上端与肘横纹上的曲泽连成直线，在肘横纹上 7 寸处取穴。

【刺灸法】刺法：直刺 0.5～0.8 寸。灸法：艾条灸5～10 分钟。

【功用】活血通脉，理气心痛。

曲泽 （Qūzé，PC3）

【定位】在肘前区，肘横纹上，肱二头肌腱的尺侧缘凹陷中。

【取法】仰掌，微屈肘，在肘横纹中，肱二头肌腱的尺侧。

【刺灸法】刺法：直刺 0.5～1.0 寸，或用三棱针点刺放血。灸法：艾条灸5～10 分钟。

【功用】清暑泄热，补益心气，通经活络，清热解毒。

郄门 （Xìmén，PC4）

【定位】在前臂前区，腕掌侧远端横纹上 5 寸，掌长肌腱与桡侧腕屈肌腱之间。

【取法】仰掌微屈腕，先取腕横纹中点之大陵，其上

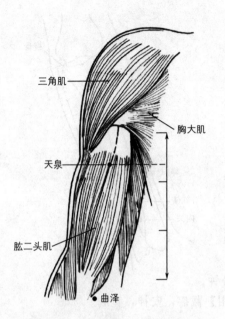

三角肌

胸大肌

天泉

肱二头肌

曲泽

5 寸处掌长肌腱与桡侧腕屈肌腱之间取穴。

【刺灸法】刺法：直刺 0.5～0.8 寸。灸法：艾条灸
10～20 分钟。

【功用】理气止痛，宁心安神，清营止血。

间使（Jiānshǐ，PC5）

【定位】在前臂前区，腕掌侧远端横纹上 3 寸，掌长
肌腱与桡侧腕屈肌腱之间。

【取法】伸臂仰掌，手掌后第一横纹正中（大陵）直
上 3 寸，当掌长肌腱与桡侧腕屈肌腱之间处取穴。

【刺灸法】刺法：直刺 0.5～0.8 寸。灸法：艾条灸

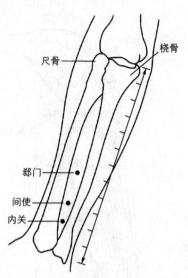

尺骨

桡骨

郄门

间使

内关

10～20 分钟。

【功用】截疟，安神，宽胸。

内关 （Nèiguān，PC6）

【定位】在前臂前区，腕掌侧远端横纹上 2 寸，掌长肌腱与桡侧腕屈肌腱之间。

【取法】伸臂仰掌，于掌后第一横纹正中（大陵）直上 2 寸，当掌长肌腱与桡侧腕屈肌腱之间处取穴。

【刺灸法】刺法：直刺 0.5～0.8 寸。灸法：艾条灸10～20 分钟。

【功用】宁心安神，和胃降逆，宽胸理气，镇静止痛。

大陵 （Dàlíng，PC7）

【定位】在腕前区，腕掌侧远端横纹中，掌长肌腱与桡侧腕屈肌腱之间。

【取法】伸臂仰掌，于掌后第一腕横纹，掌长肌腱与桡侧腕屈肌腱之间取穴。

【刺灸法】刺法：直刺 0.3～0.5 寸。灸法：艾条灸 5～10 分钟。

【功用】清热宁心，宽胸和胃，通经活血。

劳宫 （Láogōng，PC8）

【定位】在掌区，横平第 3 掌指关节近端，第 2、3 掌骨之间偏于第 3 掌骨。

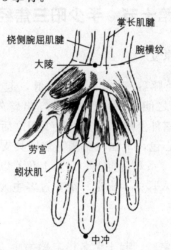

掌长肌腱
桡侧腕屈肌腱
腕横纹
大陵
劳宫
蚓状肌
中冲

【取法】屈指握拳，以中指、无名指尖切压在掌心横纹，当第 2、3 掌骨之间是穴。

【刺灸法】刺法：直刺 0.3～0.5 寸。灸法：艾条灸 3～5 分钟。

【功用】解表除烦，清心泄热，醒神开窍。

中冲（Zhōngchōng，PC9）

【定位】在手指，中指末端最高点。

【取法】仰掌，手中指尖的中点，距指甲游离缘约0.1寸处取穴。

【刺灸法】刺法：浅刺0.1～0.2寸，或用三棱针点刺出血。灸法：艾条灸5～10分钟。

【功用】回阳救逆，醒神通络。

第十节　手少阳三焦经

❖ 三焦经循行原文

《灵枢·经脉》：三焦手少阳之脉，起于小指次指之端，上出两指之间①，循手表腕②，出臂外两骨③之间，上贯肘④，循臑外上肩，而交出足少阳之后，入缺盆，布膻中⑤，散络心包，下膈，循属三焦；其支者，从膻中上出缺盆，上项，系耳后直上，出耳上角，以屈下颊至；其支者，从耳后入耳中，出走耳前，过客主人前，交颊，至目锐眦。

【译文】

手少阳三焦经，起于无名指末端关冲。循第四、五掌骨间至腕背部，向上行于手臂外侧尺、桡骨间。过肘尖、上臂外侧中间到肩部，交出足少阳经之后，进入缺盆，布散于胸中，散络于心包，穿过膈肌，广泛遍属于上、中、下三焦。

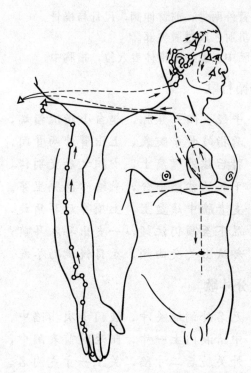

　　分支脉从胸中向上经锁骨上窝、项部到耳后翳风，然后上耳上角颔厌部，向下折到面颊部，再向上至目下鼻旁。

　　又一本支从耳后进入耳中，出于耳前，经过上关，交面颊，至目外眦角的丝竹空接足少阳胆经。

　　【注释】

　　① 两指之间：第 4～5 指缝间。

　　② 手表腕：此指手臂腕关节部。

③ 臂外两骨：前臂伸侧，尺骨与桡骨。

④ 贯肘：通过肘尖部。

⑤ 膻中：此处不指体表穴位，指胸中。

❖ 三焦经循行歌

手经少阳三焦脉，起自小指次指端，

两指歧骨手腕表，上出臂外两骨间，

肘后臑外循肩上，少阳之后交别传，

下入缺盆膻中分，散络心包膈里穿。

支者膻中缺盆上，上项耳后耳角旋，

屈下至颐仍注頬，一支出耳入耳前，

却从上关交曲颊，至目锐眦乃尽焉。

❖ 三焦经分寸歌

无名外侧端关冲，液门小次指陷中，

中渚液门上一寸，阳池腕前表陷中，

外关腕后二寸陷，关上一寸支沟名，

外关一寸会宗平，斜上一寸三阳络，

肘前五寸四渎称，天井肘外大骨后，

肘上一寸骨隙中，井上一寸清泠渊，

消泺臂肘分肉端，臑会肩端前三寸，

三角肌后下缘侧，肩髎臑上陷中看，

天髎肩井曲垣间，适对肩胛骨上角，

天牖平颌肌后缘，翳风耳后尖角陷，

瘈脉耳后青脉看，颅息青络脉之上，

角孙耳上发际间，耳门耳前缺处陷，

和髎横动脉耳前，欲觅丝竹空何在，

眉后陷中仔细观。

❖ 三焦经经穴

关冲 （Guānchōng，TE1）

【定位】在手指，第4指末节尺侧，指甲根角侧上方0.1寸。

【取法】俯掌，沿无名指尺侧缘和基底部各作一平线，相交处取穴。

【刺灸法】刺法：浅刺0.1～0.3寸，或用三棱针点刺出血。灸法：艾条灸5～10分钟。

【功用】清热解毒，醒神通窍，活血通络。

液门 （Yèmén，TE2）

【定位】在手背，当第4、5指间，指蹼缘后方赤白肉际处。

【取法】微握拳，掌心向下，于第4、5指间缝纹端，指蹼缘上方赤白肉际凹陷中。

【刺灸法】刺法：直刺0.3～0.5寸。灸法：艾条灸5～10分钟。

【功用】解表清热，通络止痛。

中渚 （Zhōngzhǔ，TE3）

【定位】在手背，第4、5掌骨间，掌指关节近端凹陷中。

【取法】俯掌，液门直上 1 寸，当第 4、5 掌指关节后方凹陷中取穴。

【刺灸法】刺法：直刺 0.3～0.5 寸。灸法：艾条灸 5～10 分钟。

【功用】清热通络，明目益聪。

阳池 （Yángchí，TE4）

【定位】在腕后区，腕背侧远端横纹上，指总伸肌腱尺侧缘凹陷中。

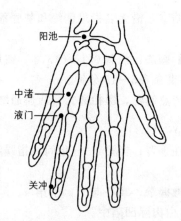

阳池

中渚

液门

关冲

【取法】俯掌，于第 3、4 指掌骨间直上与腕横纹交点处的凹陷中取穴；或于腕关节尺部，指总伸肌腱和小指固有伸肌腱之间处取穴。

【刺灸法】刺法：直刺 0.3～0.5 寸。灸法：艾条灸 3～5 分钟。不宜瘢痕灸。

【功用】和解表里，益阴增液。

外关（Wàiguān，TE5）

【定位】在前臂后区，腕背侧远端横纹上 2 寸，尺骨与桡骨间隙中点。

【取法】伸臂俯掌，于腕背横纹中点直上 2 寸，尺、桡骨之间，与内关相对处取穴。

【刺灸法】刺法：直刺 0.5～1.0 寸。灸法：艾条灸 10～20 分钟。

【功用】解表清热，通经活络。

支沟（Zhīgōu，TE6）

【定位】在前臂后区，腕背侧远端横纹上 3 寸，尺骨与桡骨间隙中点。

【取法】伸臂俯掌，于腕背横纹中点直上 3 寸，尺、桡骨之间，与间使相对处取穴。

【刺灸法】刺法：直刺 0.5～1.0 寸。灸法：艾条灸 10～20 分钟。

【功用】解表清热，通经活络。

会宗（Huìzōng，TE7）

【定位】在前臂后区，腕背侧远端横纹上 3 寸，尺骨的桡侧缘。

【取法】伸臂俯掌，于腕背横纹直上 3 寸，支沟内侧 1 寸。

【刺灸法】刺法：直刺 0.5～1.0 寸。灸法：艾条灸 10～20 分钟。

【功用】清热安神，聪耳通络。

三阳络（Sānyángluò，TE8）

【定位】在前臂后区，腕背侧远端横纹上 4 寸，尺骨与桡骨间隙中点。

【取法】伸臂俯掌取穴，在前臂背侧，腕背横纹上 4 寸，尺、桡骨之间取穴。

【刺灸法】刺法：直刺 0.5～1.0 寸。灸法：艾条灸 10～20 分钟。

【功用】舒筋活络，开喑聪耳。

四渎（Sìdú，TE9）

【定位】在前臂后区，肘尖（EX－UE1）下 5 寸，尺骨与桡骨间隙中点。

【取法】半屈肘俯掌，于手背腕横纹上 7 寸，尺、桡两骨之间处取穴。

【刺灸法】刺法：直刺 0.5～1.0 寸。灸法：艾条灸 10～20 分钟。

【功用】聪耳，止痛，利咽。

天井（Tiānjǐng，TE10）

【定位】在肘后区，肘尖（EX－UE1）上 1 寸凹陷中。

【取法】以手叉腰，于肘尖（尺骨鹰嘴）后上方 1 寸之凹陷处取穴。

【刺灸法】刺法：直刺 0.5～1.0 寸。灸法：艾条灸 10～20 分钟。不宜瘢痕灸。

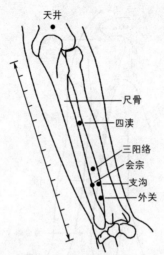

天井

尺骨

四渎

三阳络

会宗

支沟

外关

【功用】行气散结,安神通络。

清泠渊(Qīnglíngyuān,TE11)

【定位】在臂后区,肘尖(EX−UE1)与肩峰角连线上,肘尖(EX−UE1)上2寸。

【取法】在臂外侧,屈肘,天井上1寸。

【刺灸法】刺法:直刺0.5~1.0寸。灸法:艾条灸10~20分钟。

【功用】清热散风,通经活络。

消泺(Xiāoluò,TE12)

【定位】在臂后区,肘尖(EX−UE1)与肩峰角连线上,肘尖(EX−UE1)上5寸。

【取法】正坐垂肩,前臂旋前,先取三角肌后下缘与

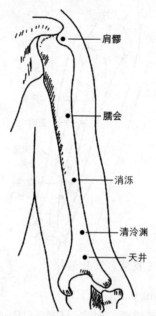

肩髎

臑会

消泺

清泠渊

天井

肱骨交点处的臑会，当臑会与清泠渊之间的中点处取穴。

【刺灸法】刺法：直刺 0.8～1.2 寸。灸法：艾条灸 10～20 分钟。

【功用】清热醒神，通经止痛。

臑会（Nàohuì，TE13）

【定位】在臂后区，肩峰角下 3 寸，三角肌的后下缘。

【取法】前臂旋前，于肩头后侧肩髎直下 3 寸，下与天井相直处取穴。

【刺灸法】刺法：直刺 1.0～1.5 寸。灸法：艾条灸 10～20 分钟。

【功用】化痰散结，通络止痛。

肩髎（Jiānliáo，TE14）

【定位】在三角肌区，肩峰角与肱骨大结节两骨间凹陷中。

【取法】上臂外展平举，肩关节部即可呈现出两个凹陷窝，前者为肩髃，后者为肩髎；或上臂垂直，于锁骨肩峰端后缘直下约2寸，当肩峰与肱骨大结节之间处定穴。

【刺灸法】刺法：直刺1.5～2.0寸。灸法：艾条灸5～15分钟。

【功用】祛风湿，通经络。

天髎（Tiānliáo，TE15）

【定位】在颈部，肩胛骨上角骨际凹陷中。

【取法】正坐或俯卧位，于肩胛骨的内上角端取穴。

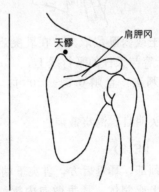

【刺灸法】刺法：直刺0.5～0.8寸。灸法：艾条灸5～10分钟。

【功用】通经止痛。

天牖（Tiānyǒu，TE16）

【定位】在肩胛区，横平下颌角，胸锁乳突肌的后缘凹陷中。

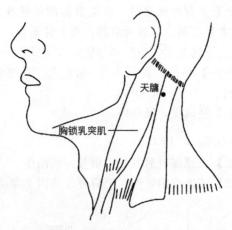

天牖

胸锁乳突肌

【取法】正坐或俯卧位取穴，在乳突后下部，胸锁乳突肌后缘，在天容与天柱的平行线上。

【刺灸法】刺法：直刺 0.5～1.0 寸。灸法：艾条灸 5～10 分钟。

【功用】清头明目，消痰截疟。

翳风（Yìfēng，TE17）

【定位】在颈部，耳垂后方，乳突下端前方凹陷中。

【取法】正坐或侧伏，耳垂微向内折，于乳突前方凹陷处取穴。

【刺灸法】刺法：直刺 0.8～1.2 寸。灸法：艾条灸

5～10 分钟。

【功用】通窍聪耳，祛风泄热。

瘈脉 (Chìmài，TE18)

【定位】在头部，乳突中央，角孙（TE20）至翳风（TE17）沿耳轮弧形连线的上 2/3 与下 1/3 交点处。

【取法】正坐或侧伏，于耳后发际与外耳道口平齐处取穴。

【刺灸法】刺法：平刺 0.3～0.5 寸，或用三棱针点刺出血。灸法：艾条灸 5～10 分钟。

【功用】息风止痉，活络通窍。

颅息 (Lúxī，TE19)

【定位】在头部，角孙（TE20）至翳风（TE17）沿耳轮弧形连线的上 1/3 与下 2/3 交点处。

【取法】正坐或侧伏位，于耳后发际，当瘈脉与角孙沿耳轮连线的中点处取穴。

【刺灸法】刺法：平刺 0.3～0.5 寸。灸法：艾条灸 5～10 分钟。

【功用】通窍止痛，镇惊息风。

角孙 (Jiǎosūn，TE20)

【定位】在头部，耳尖正对发际处。

【取法】正坐或侧伏位，折耳在耳尖近端，颞颥部入发际处取穴。

【刺灸法】刺法：平刺 0.3～0.5 寸。灸法：艾条灸 5～10 分钟或用灯心草灸。

【功用】清热散风，消肿止痛。

耳门 （Ěrmén，TE21）

【定位】在耳区，耳屏上切迹与下颌骨髁状突之间的凹陷中。

【取法】正坐或侧伏，微开口，当听宫直上 0.5 寸之凹陷处取穴。

【刺灸法】刺法：直刺 0.5～1.0 寸。灸法：艾条灸5～10 分钟。

【功用】开窍益聪，祛风通络。

耳和髎 （Ěrhéliáo，TE22）

【定位】在头部，鬓发后缘，耳郭根的前方，颞浅动脉的后缘。

【取法】正坐或侧伏，在头侧部，当鬓发后缘，平耳郭根之前方，颞浅动脉的后缘取穴。

【刺灸法】刺法：斜刺 0.3～0.5 寸，避开动脉。灸法：艾条灸5～10 分钟。

【功用】祛风通络，消肿止痛。

丝竹空 （Sīzhúkóng，TE23）

【定位】在面部，眉梢凹陷中。

【取法】正坐或侧伏，于额骨颧突外缘，眉梢外侧凹陷处取穴。

【刺灸法】刺法：平刺 0.5～1.0 寸，或用三棱针点刺出血。

【功用】清头明目，散风止痛。

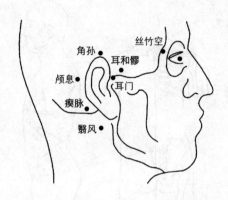

第十一节　足少阳胆经

❖ 胆经循行原文

　　《灵枢·经脉》：胆足少阳之脉，起于目锐眦，上抵头角①，下耳后，循颈行手少阳之前，至肩上却交出手少阳之后，入缺盆；其支者，从耳后入耳中，出走耳前，至目锐眦后；其支者，别目锐眦，下大迎，合于手少阳，抵于，下加颊车，下颈合缺盆，以下胸中，贯膈，络肝，属胆，循胁里，出气街②，绕毛际，横入髀厌③中；其直者，从缺盆下腋，循胸，过季胁④，下合髀厌中，以下循髀阳⑤，出膝外廉，下外辅骨⑥之前，直下抵绝骨⑦之端，下出外踝之前，循足跗上，入小趾次趾之间；其支者，别跗上，入大趾之间，循大趾歧骨⑧内，出其端，还贯爪甲，出三毛⑨。

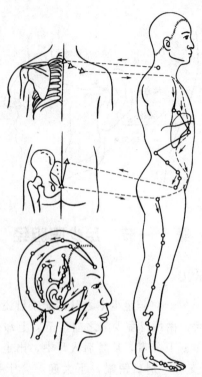

【译文】

足少阳胆经起于目外眦瞳子髎，向上行至额角额厌，向下行于耳后至完骨（乳突部），沿颈旁，行于手少阳三焦经之前，至肩上退后，交出手少阳三焦经之后，进入缺盆。

一条支脉从耳后分出，进入耳中，出于耳前至目外眦的后方。

另一条头部的支脉从目外眦下走大迎之前，与手少阳经相交会至目下，又经颊车向下至颈部，在缺盆与前支相交会，由此向下进入胸腔，穿过膈肌，络于肝，属于胆。体内经脉络肝属胆后，从胸胁里下出气街部，环绕阴毛部，横向进入髋关节部。

本经直行的部分，从缺盆下向腋下渊腋等穴，沿胸侧过胁肋下部，向下与前支在髋关节部会合。会合后沿大腿外侧和膝关节外侧到腓骨头前阳陵泉，再向下循腓骨前缘至绝骨，经外踝前丘墟，上足背，沿足背直出第四趾甲外侧角窍阴。

在足背当足临泣穴处，一条分支走向足大趾，沿第一、二跖骨间，出于大趾端，回转来通过爪甲，在大趾生毛部与足厥阴肝经接续。

【注释】

① 头角：一般指额角。

② 气街：气冲穴部，在腹股沟动脉旁。

③ 髀厌：义同髀枢，指股骨大转子部。

④ 季胁：指第十一、十二肋部。

⑤ 髀阳：指大腿外侧。

⑥ 外辅骨：指腓骨。

⑦ 绝骨：指腓骨下端与腓骨长短肌交互呈现凹陷处。

⑧ 歧骨：足大趾次趾本节后骨缝为歧骨。

⑨ 三毛：指足大趾背面，趾甲后方，第一趾关节处，有毛的部位。

❖ 胆经循行歌

　　足脉少阳胆之经，　始从两目锐眦生，
抵头循角下耳后，　脑空风池次第行。
手少阳前至肩上，　又交少阳入缺盆。
支者耳后贯耳内，　出走耳前锐眦循。
一支锐眦大迎下，　合手少阳抵项根，
下加颊车缺盆合，　入胸贯膈络肝经。
属胆仍从胁里过，　下入气冲毛际萦，
横入髀厌环跳内。　直者缺盆下腋膺。
过季胁下髀厌内，　出膝外廉是阳陵，
外辅绝骨踝前过，　足跗小趾次趾分。
一支别从大趾去，　三毛之际接肝经。

❖ 胆经分寸歌

　　足少阳兮四十四，　头上二十穴三折，
起自瞳子至风池，　外眦五分瞳子髎，
耳前陷中寻听会，　上关颧弓上缘取，
内斜曲角上颔厌，　悬厘悬颅等分取，
曲鬓耳前上发际，　率谷入发寸半安，
天冲率后斜五分，　浮白下行一寸间，
窍阴乳突后上方，　完骨乳突后下取，
本神神庭旁三寸，　入发五分耳上系，
阳白眉上一寸许，　上行五分是临泣。

目窗正营及承灵，一寸一寸寸半量，
脑空池上平脑户，风池耳后发陷中。
肩井大椎肩峰间，渊腋腋下行三寸，
辄筋复前一寸行，日月乳下三肋间，
京门十二肋骨端，带脉平脐肋下连，
带下三寸穴五枢，髂前上棘前侧取，
前下五分维道还，居髎髂前转子取，
环跳髀枢宛中陷，风市垂手中指终。
膝上五寸中渎穴，膝上二寸阳关寻，
阳陵膝下一寸住，阳交外踝上七寸，
外丘外踝七寸同，腓骨后前依次寻，
踝上五寸定光明，踝上四寸阳辅穴，
踝上三寸是悬钟，丘墟踝前陷中取，
丘下三寸临泣存，临下五分地五会，
两穴筋外筋内存，侠溪四五趾缝讨，
欲觅窍阴穴何在？小趾次趾外侧寻。

❖ 胆经经穴

瞳子髎（Tóngzǐliáo，GB1）

【定位】在面部，目外眦外侧 0.5 寸凹陷中。

【取法】正坐仰靠或侧伏位取穴。

【刺灸法】刺法：斜刺 0.5～0.8 寸，或用三棱针点刺出血。灸法：艾条灸 5～10 分钟。

【功用】疏散风热，明目退翳。

听会 （Tīnghuì，GB2）

【定位】在面部，耳屏间切迹与下颌骨髁突之间的凹陷中。

【取法】正坐仰靠或侧伏位取穴。

【刺灸法】刺法：直刺 0.5～1.0 寸。灸法：艾条灸 10～20 分钟。

【功用】开窍聪耳，活络安神。

上关 （Shàngguān，GB3）

【定位】在面部，颧弓上缘中央凹陷中。

【取法】正坐仰靠或侧伏位，取耳前颧弓上侧，张口时有孔处取穴。

【刺灸法】刺法：直刺 0.5～0.8 寸。灸法：艾条灸 5～10 分钟或药物天灸。

【功用】聪耳开窍，散风活络。

颔厌 （Hànyàn，GB4）

【定位】在头部，从头维（ST8）至曲鬓（GB7）弧形连线（其弧度与鬓发弧度相应）的上 1/4 与下 3/4 的交点处。

【取法】正坐仰靠或侧伏，先定头维和曲鬓，从头维向曲鬓凸向前做一弧线，于弧线之中点定悬颅，再在头维与悬颅之间取颔厌。

【刺灸法】刺法：平刺 0.3～0.5 寸。灸法：艾条灸 5～10 分钟。

【功用】聪耳开窍，散风活络。

悬颅（Xuánlú, GB5）

【定位】在头部，从头维（ST8）至曲鬓（GB7）的弧形连线的中点处。

【取法】正坐仰靠或侧伏，先定头维和曲鬓，如从头维向曲鬓凸向前做一弧线，于弧线之中点定悬颅。

【刺灸法】刺法：平刺 0.5～0.8 寸。灸法：艾条灸 5～10 分钟。

【功用】疏通经络，清热散风。

悬厘（Xuánlí, GB6）

【定位】在头部，从头维（ST8）至曲鬓（GB7）的弧形连线的上 3/4 与下 1/4 的交点处。

【取法】正坐仰靠或侧伏取穴，在鬓角之上际，当悬颅与曲鬓之中点。

【刺灸法】刺法：平刺 0.5～0.8 寸。灸法：艾条灸 5～10 分钟。

【功用】疏经通络，清热散风。

曲鬓（Qūbìn, GB7）

【定位】在头部，耳前鬓角发际后缘的垂线与耳尖水平线的交点处。

【取法】正坐仰靠或侧伏取穴，在头部，当耳前鬓角发际后缘的垂线与耳尖水平线的交点处。

【刺灸法】刺法：平刺 0.5～0.8 寸。灸法：艾条灸 5～10 分钟。

【功用】清热散风，活络通窍。

率谷（Shuàigǔ，GB8）

【定位】在头部，耳尖直上入发际 1.5 寸。

【取法】正坐或侧伏，将耳部向前折曲，于耳翼尖直上入发际 1.5 寸处取穴。

【刺灸法】刺法：平刺 0.5～0.8 寸。灸法：艾条灸 5～10 分钟。

【功用】清热息风，通经活络。

天冲（Tiānchōng，GB9）

【定位】在头部，耳根后缘直上入发际 2 寸。

【取法】正坐或侧伏，在头部，当耳根后缘直上入发际 2 寸，先找率谷，率谷后 0.5 寸处取穴。

【刺灸法】刺法：平刺 0.5～1.0 寸。灸法：艾条灸 5～10 分钟。

【功用】祛风定惊，清热散结。

浮白（Fúbái，GB10）

【定位】在头部，耳后乳突的后上方，天冲（GB9）与完骨（GB12）弧形连线的上 1/3 与下 2/3 交点处。

【取法】正坐或侧伏，先取天冲、完骨，于两穴间与耳郭平行之弧形连线的上、中 1/3 折点处取穴。

【刺灸法】刺法：平刺 0.5～1.0 寸。灸法：艾条灸 5～10 分钟。

【功用】清头散风，理气散结。

头窍阴（Tóuqiàoyīn，GB11）

【定位】在头部，耳后乳突的后上方，当天冲（GB9）

与完骨（GB12）的弧形连线（其弧度与耳郭弧度相应）的上 2/3 与下 1/3 交点处。

【取法】当浮白与完骨连线的中点处。正坐或侧伏，先取天冲、完骨，于两穴间与耳郭平行之弧形连线的下、中 1/3 折中处取穴。

【刺灸法】刺法：平刺 0.5～1.0 寸。灸法：艾条灸 5～10 分钟。

【功用】理气镇痛，开窍聪耳。

完骨（Wángǔ，GB12）

【定位】在头部，耳后乳突的后下方凹陷中。

【取法】正坐或侧伏，在头部，当耳后乳突的后下方凹陷处取穴。

【刺灸法】刺法：斜刺 0.5～0.8 寸，局部酸胀，可扩

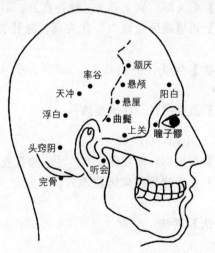

散至头顶部。灸法：艾条灸5～10分钟。

【功用】通经活络，祛风清热。

本神（Běnshén，GB13）

【定位】在头部，前发际上 0.5 寸，头正中线旁开 3 寸。

【取法】正坐或卧位取穴。在头部，前发际上 0.5 寸，先取神庭（督脉），再旁开 3 寸，神庭与头维连线的内2/3 与外 1/3 的交点处。

【刺灸法】刺法：平刺 0.5～1.0 寸。灸法：艾条灸 5～10 分钟。

【功用】祛风定惊，清热止痛。

阳白（Yángbái，GB14）

【定位】在头部，眉上一寸，瞳孔直上。

【取法】正坐或卧位取穴。在头部，瞳孔直上，眉上一寸。

【刺灸法】刺法：平刺 0.5～0.8 寸。灸法：艾条灸 5～10 分钟。

【功用】清头明目，祛风泄热。

头临泣（Tóulínqì，GB15）

【定位】在头部，前发际上 0.5 寸，瞳孔直上。

【取法】正坐仰靠或仰卧位取穴，神庭与头维连线的中点处。

【刺灸法】刺法：平刺 0.5～0.8 寸。灸法：艾条灸 5～10 分钟。

【功用】清头明目，安神定志。

目窗（Mùchuāng，GB16）

【定位】在头部，前发际上1.5寸，瞳孔直上。

【取法】正坐仰靠，于目中线直上，临泣上1寸处取穴。

【刺灸法】刺法：平刺0.5～0.8寸。灸法：艾条灸5～10分钟。

【功用】清头明目，发散风热。

正营（Zhèngyíng，GB17）

【定位】在头部，前发际上2.5寸，瞳孔直上。

【取法】在头部，神庭与头维连线的中点处，当前发际上2.5寸。

【刺灸法】刺法：平刺0.5～0.8寸。灸法：艾条灸5～10分钟。

【功用】清头明目，疏风止痛。

承灵（Chénglíng，GB18）

【定位】在头部，前发际上4寸，瞳孔直上。

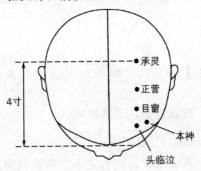

【取法】正坐仰靠，于头临泣与风池二穴的连线上，入前发际4寸，与通天相平。

【刺灸法】刺法：平刺0.5～0.8寸。灸法：艾条灸5～10分钟。

【功用】清头目，散风热。

脑空（Nǎokōng，GB19）

【定位】在头部，横平枕外隆凸的上缘，风池（GB20）直上。

【取法】正坐或俯卧，于风池直上，头正中线旁开2.25寸，与枕外隆凸上缘脑户平齐处。

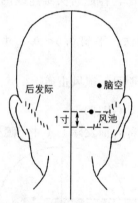

【刺灸法】刺法：平刺0.5～0.8寸。灸法：艾条灸5～10分钟。

【功用】醒脑通窍，活络散风。

风池（Fēngchí，GB20）

【定位】在颈后区，枕骨之下，胸锁乳突肌上端与斜方肌上端之间的凹陷中。

【取法】正坐或俯卧，于项后枕骨下两侧凹陷处，当斜方肌上部与胸锁乳突肌上端之间取穴。

【刺灸法】刺法：向鼻尖方向刺 0.8～1.0 寸。灸法：艾条灸 10～20 分钟。

【功用】清头明目，祛风解毒，通利官窍。

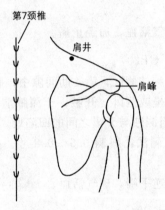

第7颈椎

肩井

肩峰

肩井（Jiānjǐng，GB21）

【定位】在肩胛区，第 7 颈椎棘突与肩峰最外侧点连线的中点。

【取法】正坐，于第 7 颈椎棘突高点至锁骨肩峰端连线的中点处取穴，向下直对乳头；医生以手掌后第一横纹按在病人肩胛冈下缘，拇指按在第 7 颈椎下，其余四指并拢按在肩上，食指靠于颈部，中指屈曲，中指尖处是穴。

【刺灸法】刺法：斜刺 0.5～0.8 寸。灸法：艾条灸 10～20 分钟。

【功用】降逆理气，散结补虚，通经活络。

渊腋 （Yuānyè，GB22）

【定位】在胸外侧区，第 4 肋间隙中，在腋中线上。

【取法】正坐或侧卧，于腋窝中点与第 11 肋端连线的上 1/4 与下 3/4 交点处取穴。

【刺灸法】刺法：斜刺 0.5～0.8 寸。灸法：艾条灸 5～10 分钟。

【功用】理气活血，通经止痛。

辄筋 （Zhéjīn，GB23）

【定位】在胸外侧区，第 4 肋间隙中，腋中线前 1 寸。

【取法】正坐或侧卧，开腋，于渊腋前 1 寸，男子约与乳头平齐，当渊腋与天溪之间的凹陷处。

【刺灸法】刺法：斜刺 0.5～0.8 寸。灸法：艾条灸 5～10 分钟。

【功用】降逆平喘，理气活血。

日月 （Rìyuè，GB24）

【定位】在胸部，第 7 肋间隙，前正中线旁开 4 寸。

【取法】正坐或仰卧，于锁骨中线之第 7 肋间取穴。

【刺灸法】刺法：斜刺 0.5～0.8 寸。灸法：艾条灸 10～20 分钟。

【功用】降逆利胆，调理肠胃。

京门 （Jīngmén，GB25）

【定位】在上腹部，第 12 肋骨游离端下际。

【取法】侧卧位取穴。

【刺灸法】刺法：斜刺 0.5～1.0 寸。灸法：艾条灸 10～20 分钟。

【功用】利尿通淋，补肾温阳。

带脉（Dàimài，GB26）

【定位】在侧腹部，第 11 肋骨游离端垂线与脐水平线的交点上。

【取法】侧卧，于腋中线与平脐横线之交点处取穴。

【刺灸法】刺法：斜刺 0.5～1.0。灸法：艾条灸 10～20 分钟。

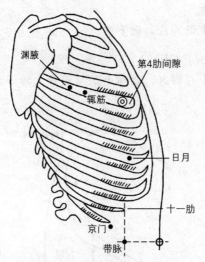

【功用】清热利湿，调经止带。

五枢（Wǔshū，GB27）

【定位】在下腹部，横平脐下 3 寸，髂前上棘内侧。

【取法】侧卧，于髂前上棘内侧凹陷处，约与脐下 3 寸关元相平处取穴。

【刺灸法】刺法：直刺 1.0～1.5 寸。灸法：艾条灸 10～20 分钟。

【功用】调经带，理下焦，通腑气。

维道（Wéidào，GB28）

【定位】在下腹部，髂前上棘内下 0.5 寸。

【取法】侧卧，先取五枢，在五枢前下 0.5 寸。

【刺灸法】刺法：直刺 1.0～1.5 寸。灸法：艾条灸 10～20 分钟。

【功用】调冲任，理下焦。

居髎（Jūliáo，GB29）

【定位】在臀区，髂前上棘与股骨大转子最凸点连线的中点处。

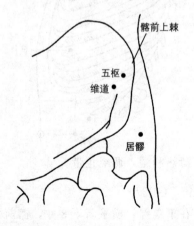

【刺灸法】刺法：直刺 1.0～1.5 寸。灸法：艾条灸 10～20 分钟。

【功用】舒筋活络，强健腰腿。

环跳（Huántiào，GB30）

【定位】在臀区，股骨大转子最凸点与骶管裂孔连线的外 1/3 与 2/3 交点处。

【取法】侧卧，伸下腿，屈上腿（呈 90°角）以小指关节横纹按在大转子上，拇指指脊柱，当拇指尖止处是穴；侧卧，于大转子后方凹陷处，约当股骨大转子与骶管裂孔连线的外中 1/3 交点处取穴。

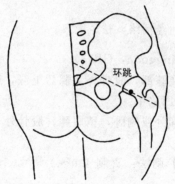

环跳

【刺灸法】刺法：直刺 2.0～3.0 寸。灸法：艾条灸 10～20 分钟。

【功用】祛风湿，利腰腿。

风市（Fēngshì，GB31）

【定位】在股部，直立垂手，掌心贴于大腿时，中指尖所指凹陷中，髂胫束后缘。

【取法】直立稍屈膝，大腿内收，两手自然下垂，当中指尖止处取穴。

【刺灸法】刺法：直刺 1.0～1.5 寸。灸法：艾条灸 10～20 分钟。

【功用】祛风湿，调气血，通经络。

中渎 （Zhōngdú，GB32）

【定位】在股部，腘横纹上 5 寸，髂胫束后缘。

【取法】仰卧或侧卧，于股外侧中线，距腘横纹上 5 寸处取穴。

【刺灸法】刺法：直刺 1.0～1.5 寸。灸法：艾条灸 10～20 分钟。

【功用】通经活络，祛风散寒。

膝阳关 （Xīyángguān，GB33）

【定位】在膝部，股骨外上髁后上缘，股二头肌腱与髂胫束之间的凹陷中。

【取法】仰卧或侧卧，稍屈膝，股骨外上髁后上缘凹陷中取穴。

【刺灸法】刺法：直刺 1.0～1.5 寸。灸法：艾条灸 10～20 分钟。

【功用】疏筋脉，利关节，祛风湿。

阳陵泉 （Yánglíngquán，GB34）

【定位】在小腿外侧，腓骨头前下方凹陷中。

【取法】正坐垂足或卧位取穴。

【刺灸法】刺法：直刺 1.0～1.5 寸。灸法：艾条灸

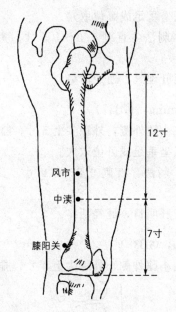

风市 ●

中渎 ●------- } 12寸

膝阳关 ● } 7寸

10～20分钟。

【功用】清热息风，消肿止痛。

阳交（Yángjiāo, GB35）

【定位】在小腿外侧，外踝尖上7寸，腓骨后缘。

【取法】正坐垂足或卧位取穴。

【刺灸法】刺法：直刺0.8～1.0寸。灸法：艾条灸10～20分钟。

【功用】舒筋活络，安神定志。

外丘（Wàiqiū, GB36）

【定位】在小腿外侧，外踝尖上7寸，腓骨前缘。

【取法】正坐垂足或卧位取穴。

【刺灸法】刺法：直刺 1.0～1.5 寸。灸法：艾条灸
10～20 分钟。

【功用】疏肝理气，通经活络。

光明（Guāngmíng，GB37）

【定位】在小腿外侧，外踝尖上 5 寸，腓骨前缘。

【取法】正坐垂足或卧位取穴。

【刺灸法】刺法：直刺 0.8～1.0 寸。灸法：艾条灸
10～20 分钟。

【功用】疏肝明目，通经活络。

阳辅（Yángfǔ，GB38）

【定位】在小腿外侧，外踝尖上 4 寸，腓骨前缘。

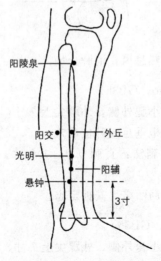

【取法】正坐垂足或卧位取穴。

【刺灸法】刺法：直刺 0.8～1.0 寸。灸法：艾条灸 10～20 分钟。

【功用】清热散风，舒筋活络。

悬钟 （Xuánzhōng，GB39）

【定位】在小腿外侧，外踝尖上 3 寸，腓骨前缘。

【取法】正坐垂足或卧位，从外踝尖向腓骨上推，当腓骨后缘与腓骨长、短肌腱之间凹陷处取穴。

【刺灸法】刺法：直刺 0.8～1.0 寸。灸法：艾条灸 10～20 分钟。

【功用】益髓生血，舒筋活络。

丘墟 （Qiūxū，GB40）

【定位】在踝区，外踝的前下方，趾长伸肌腱的外侧凹陷中。

【取法】正坐垂足着地或卧位，于外踝前下方，趾长伸肌腱外侧，距跟关节凹陷处取穴。

【刺灸法】刺法：直刺 0.5～0.8 寸。灸法：艾条灸 5～10 分钟。

【功用】清暑泄热，凉血解毒，醒脑安神，舒筋活络。

足临泣 （Zúlínqì，GB41）

【定位】在足背，第 4、5 跖骨底结合部的前方，第 5 趾长伸肌腱外侧凹陷中。

【取法】正坐垂足着地或仰卧位取穴。

【刺灸法】刺法：直刺 0.5～0.8 寸。灸法：艾条灸

5～10 分钟。

【功用】舒肝解郁，息风泻火。

地五会 （Dìwǔhuì，GB42）

【定位】在足背，第 4、5 跖骨间，第 4 跖趾关节近端凹陷中。

【取法】正坐垂足着地或仰卧位取穴。

【刺灸法】刺法：直刺 0.3～0.5 寸。灸法：艾条灸5～10 分钟。

【功用】舒肝利胆，通经活络。

侠溪 （Xiáxī，GB43）

【定位】在足背，第 4、5 趾间，趾蹼缘后方赤白肉际处。

【取法】正坐垂足着地，于足背第 4、5 趾趾缝端取穴。

【刺灸法】刺法：直刺 0.3～0.5 寸。灸法：艾条灸5～10 分钟。

【功用】清热息风，消肿止痛。

足窍阴 （Zúqiàoyīn，GB44）

【定位】在足趾，第 4 趾末节外侧，趾甲根角侧后方0.1 寸。

【取法】正坐垂足或仰卧位，第 4 趾爪甲外侧缘与基底部各作一线，两线交点处取穴。

【刺灸法】刺法：浅刺 0.1～0.2 寸，或用三棱针点刺放血。灸法：艾条灸5～10 分钟。

【功用】清热解郁，通经活络。

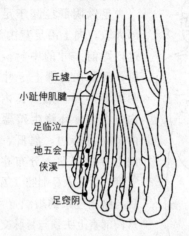

丘墟

小趾伸肌腱

足临泣

地五会

侠溪

足窍阴

第十二节　足厥阴肝经

❖肝经循行原文

《灵枢·经脉》：肝足厥阴之脉，起于大趾丛毛①之际，上循足跗上廉，去内踝一寸，上踝八寸，交出太阴之后，上腘内廉，循股阴②，入毛中，环阴器，抵小腹，挟胃，属肝，络胆，上贯膈，布胁肋，循喉咙之后，上入颃颡③；连目系，上出额，与督脉会于巅；其支者，从目系下颊里，环唇内；其支者，复从肝，别贯膈，上注肺。

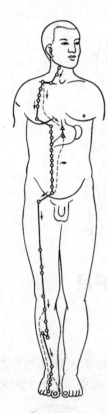

【译文】

足厥阴肝经起于足大趾端毫毛部大敦，向上沿足背内侧，经太冲，过内踝前1寸的中封。上行小腿内侧，经脉在内踝上8寸交叉到足太阴脾经后面，沿腘窝内侧，上大腿内侧中间，环绕生殖器后进入小腹内，夹胃旁边，属肝，络胆。然后向上穿过膈肌，分布在胁肋部，沿气管之后进入鼻咽腔（颃颡），连接目后与脑相连系的组织（目系），折出，从额部直上头顶与督脉交会于百会。

目部分支从目系分出，沿面颊里侧，环绕唇内。

另一支脉从肝分出，穿过膈肌，向上注于肺，接手太阴肺经。

【注释】

① 丛毛：指足大趾背面第一趾关节处多毛的部位。

② 股阴：即大腿的内侧部。

③ 颃颡：即鼻腔后部之鼻后孔所在的部位，它是鼻腔与咽部相通的部位，也是鼻的内窍。

❖ **肝经循行歌**

厥阴足脉肝所终，大趾之端毛际丛，

足跗上廉太冲分，踝前一寸入中封。

上踝交出太阴后，循腘内廉阴股冲，

环绕阴器抵小腹，夹胃属肝络胆逢。

上贯膈里布胁肋，夹喉颃颡目系同，

脉上巅会督脉出，支者还生目系中，

下络颊里环唇内，支者便从膈肺通。

❖ 肝经分寸歌

大敦足大趾端外，行间两趾缝中间，

太冲本节后寸半，中封内踝前一寸，

蠡沟踝上五寸是，中都再上二寸中，

膝关犊鼻下二寸，曲泉曲膝尽横纹。

阴包膝上行四寸，气冲三寸下五里，

阴廉气冲下二寸，急脉毛际旁二五，

厥阴大络系睾丸，章门十一肋骨端，

期门从章斜行乳，下乳二肋间处寻。

❖ 肝经经穴

大敦（Dàdūn，LR1）

【定位】在足趾大趾末节外侧，趾甲根角侧后方 0.1寸。

【取法】正坐伸足或仰卧位，从拇趾爪甲外侧缘与基底部各作一线，于交点处取穴。

【刺灸法】刺法：斜刺0.1～0.2寸，或用三棱针点刺放血。灸法：艾条灸5～10分钟。

【功用】回阳救逆，调经止淋。

行间（Xíngjiān，LR2）

【定位】在足背，第1、2趾间，趾蹼缘后方赤白肉际处。

【取法】正坐或仰卧位，于足背第1、2趾趾缝端凹陷处取穴。

【刺灸法】刺法：直刺0.3～0.5寸。灸法：艾条灸5～10分钟。

【功用】平肝潜阳，泄热安神，凉血止血。

太冲（Tàichōng，LR3）

【定位】在足背，当第1、2跖骨间，跖骨底结合部前方凹陷中，或触及动脉搏动。

【取法】正坐垂足或仰卧位，于足背第1、2跖骨之间，跖骨底结合部前方凹陷处，当拇长伸肌腱外缘处取穴。

【刺灸法】刺法：直刺0.3～0.5寸。灸法：艾条灸5～10分钟。

【功用】平肝息风，舒肝养血。

中封（Zhōngfēng，LR4）

【定位】在踝区，内踝前，胫骨前肌腱的内侧缘凹陷处。

【取法】足背屈时，于内踝前下方，当胫骨前肌腱与拇长伸肌腱之间内侧凹陷处取穴。

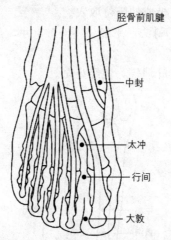

胫骨前肌腱

中封

太冲

行间

大敦

【刺灸法】刺法：直刺 0.5～0.8 寸。灸法：艾条灸 5～10 分钟。

【功用】清肝胆热，通利下焦，舒筋活络。

蠡沟（Lígōu，LR5）

【定位】在小腿内侧，内踝尖上 5 寸，胫骨内侧面的中央。

【取法】正坐或仰卧位取穴。

【刺灸法】刺法：平刺 0.5～0.8 寸。灸法：艾条灸 5～10 分钟。

【功用】疏肝理气，调经止带。

中都（Zhōngdū，LR6）

【定位】在小腿内侧，内踝尖上 7 寸，胫骨内侧面的中央。

【取法】正坐或仰卧位取穴。

【刺灸法】刺法：平刺 0.5～0.8 寸。灸法：艾条灸 5～10 分钟。

【功用】疏肝理气，调经止血。

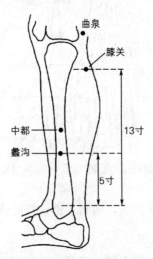

膝关（Xīguān，LR7）

【定位】在膝部，胫骨内侧髁的后下方，阴陵泉 （SP9）后 1 寸。

【取法】在小腿内侧，当胫骨内侧髁的后下方，阴陵泉后 1 寸。

【刺灸法】刺法：直刺 0.8～1.0 寸。灸法：艾条灸 10～20 分钟。

【功用】祛风除湿，疏利关节。

曲泉（Qūquán，LR8）

【定位】在膝部，腘横纹内侧端，半腱肌肌腱内侧缘凹陷中。

【取法】屈膝正坐或卧位，于膝内侧横纹端凹陷处取穴。

【刺灸法】刺法：直刺 0.8～1.0 寸。灸法：艾条灸 5～10 分钟。

【功用】疏肝理气，调经止痛。

阴包（Yīnbāo，LR9）

【定位】在股前区，髌底上 4 寸，股内肌与缝匠肌之间。

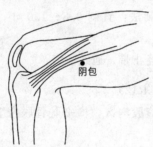

阴包

【取法】屈膝正坐或仰卧位，大腿稍用力外展，于缝匠肌后缘取穴。

【刺灸法】刺法：直刺 0.8～1.0 寸。灸法：艾条灸 10～20 分钟。

【功用】利尿通淋，调经止痛。

足五里（Zúwǔlǐ，LR10）

【定位】在股前区，气冲（ST30）直下 3 寸，动脉搏动处。

【取法】仰卧伸足，先取曲骨旁开 2 寸处的气冲，再于其直下 3 寸处取穴。

【刺灸法】刺法：直刺 0.8～1.0 寸。灸法：艾条灸 10～20 分钟。

【功用】疏肝理气，清热利湿。

阴廉（Yīnlián，LR11）

【定位】在股前区，气冲（ST30）直下 2 寸。

【取法】仰卧伸足，先取曲骨旁开 2 寸的气冲，再于其下 2 寸处取穴。

【刺灸法】刺法：直刺 0.8～1.0 寸。灸法：艾条灸 5～10 分钟。

【功用】调经止带，通经活络。

急脉（Jímài，LR12）

【定位】在腹股沟区，横平耻骨联合上缘，前正中线旁开 2.5 寸处。

【取法】仰卧伸足，先取曲骨旁开 2 寸的气冲，在气冲外下方腹股沟动脉搏动处，前正中线旁开 2.5 寸。

【刺灸法】刺法：直刺 0.8～1.0 寸。灸法：艾条灸 5～10 分钟。

【功用】疏肝胆，理下焦。

章门（Zhāngmén，LR13）

【定位】在侧腹部，第 11 肋游离端的下际。

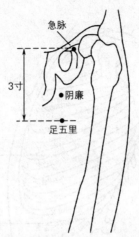

急脉

3寸

●阴廉

足五里

【取法】仰卧或侧卧位，在腋中线上，合腋屈肘时，当肘尖止处是穴。

【刺灸法】刺法：斜刺 0.5～0.8 寸。灸法：艾条灸 10～20 分钟。

【功用】疏肝健脾，降逆平喘。

期门（Qīmén，LR14）

【定位】在胸部，第 6 肋间隙，前正中线旁开 4 寸。

【取法】仰卧位，先定第 4 肋间隙的乳中，并于其直下两肋（第 6 肋间）处取穴。如妇女则应以锁骨中线的第 6 肋间隙处定取。

【刺灸法】刺法：斜刺 0.5～0.8 寸。灸法：艾条灸 10～20 分钟。

【功用】平肝潜阳，疏肝健脾。

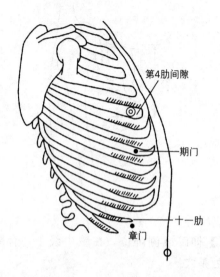

第4肋间隙

期门

十一肋

章门

第十三节 督 脉

❖ 督脉循行原文

《难经·二十八难》：督脉者，起于下极之俞①，并于脊里，上至风府，入属于脑。

《针灸甲乙经》：上巅，循额，至鼻柱。

【译文】

督脉，起始于躯干最下部的长强，并行脊柱里面，上行到风府，进入脑部。

上行至巅顶，沿着前额下行鼻柱，止于上唇内。

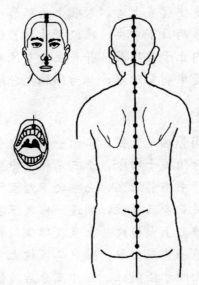

【注释】

① 下极之俞：指脊柱下端的长强。

❖ **督脉循行歌**

> 督脉少腹骨中央，女子入系尿孔疆，
> 男子之络循阴器，绕篡之后别臀方，
> 至少阴者循腹里，会任直上关元行，
> 属肾会冲街腹气，入喉上颐环唇当，
> 上系两目中央下，始合内眦络太阳，
> 上额交巅入络脑，还出下项肩膊旁，
> 挟脊抵腰入循膂，络肾茎篡等同乡，

其支少腹直上者，入喉上颐环唇当，
上系两目下中央，难经督脉起长强，
入内止于脑中藏，并脊上行至风府，
此是申明督脉路，总为阳脉之督纲。

❖ 督脉分寸歌

尾闾骨端是长强，二十一椎腰俞当，
十六阳关十四命，十三悬枢脊中央，
十椎中枢筋缩九，七椎之下乃至阳，
六灵五身三身柱，陶道一椎之下乡，
一椎之上大椎穴，上至发际哑门行，
风府一寸宛中取，脑户二五枕上方，
再上四寸强间位，五寸五分后顶强，
七寸百会顶中取，耳尖前后发中央，
前顶前行八寸半，前行一尺囟会量，
发上一寸上星位，入发五分神庭当，
鼻端准头素髎穴，水沟鼻下人中藏，
兑端唇上端上取，龈交唇内齿缝乡。

❖ 督脉穴

长强 （Chángqiáng，GV1）

【定位】在会阴区，尾骨下方，尾骨端与肛门连线的中点处。

【取法】俯卧位或膝胸卧位，按取尾骨下端与肛门之间的凹陷处取穴。

【刺灸法】刺法：向上斜刺 0.5～1.0 寸，贴近尾骨前缘缓慢刺入。灸法：艾条灸 5～10 分钟。

【功用】育阴潜阳，益气固脱。

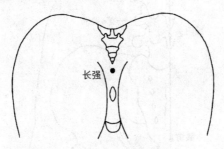

腰俞（Yāoshū，GV2）

【定位】在骶区，正对骶管裂孔，后正中线上。

【取法】俯卧位，先按取尾骨上方左右的骶角，与两骶角下缘平齐的后正中线上取穴。

【刺灸法】刺法：斜刺 0.5～1.0 寸。灸法：艾条灸 5～10 分钟。

【功用】补肾调经，强健筋骨。

腰阳关（Yāoyángguān，GV3）

【定位】在脊柱区，第 4 腰椎棘突下凹陷中，后正中线上。

【取法】俯卧位，先按取两髂嵴，髂嵴平线与正中线交点处相当于第 4 腰椎棘突，棘突下方凹陷处即是本穴。

【刺灸法】刺法：直刺 0.5～1.0 寸。灸法：艾条灸

10～20 分钟。

【功用】补益下元，强壮腰肾。

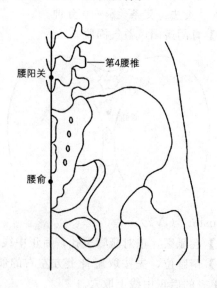

命门（Mìngmén，GV4）

【定位】在脊柱区，第 2 腰椎棘突下凹陷中，后正中线上。

【取法】俯卧位，先取后正中线约与髂嵴平齐的腰阳关，在腰阳关向上两个棘突其上方的凹陷处是穴。一说本穴在与脐相对的棘突下缘。

【刺灸法】刺法：直刺 0.5～1.0 寸。灸法：艾条灸10～20 分钟。

【功用】固精壮阳，培元补肾。

悬枢（Xuánshū，GV5）

【定位】在脊柱区，第 1 腰椎棘突下凹陷中，后正中线上。

【取法】俯卧位或正坐位，先取腰阳关，从腰阳关向上 3 个棘突，其上方凹陷中是穴。

【刺灸法】刺法：直刺 0.5～1.0 寸。灸法：艾条灸 10～20 分钟。

【功用】强腰益肾，涩肠固脱。

脊中（Jǐzhōng，GV6）

【定位】在脊柱区，第 11 胸椎棘突下凹陷中，后正中线上。

【取法】俯卧位，先取约与两肩胛骨下角平齐的第 7 胸椎棘突下的至阳，从至阳向下 4 个棘突的下方凹陷中是穴。

【刺灸法】刺法：斜刺 0.5～1.0 寸。灸法：艾条灸 10～20 分钟。

【功用】调理肠胃，益肾宁神。

中枢（Zhōngshū，GV7）

【定位】在脊柱区，第 10 胸椎棘突下凹陷中，后正中线上。

【取法】俯卧位，先取约与两肩胛骨下角平齐的第 7 胸椎棘突下的至阳，从至阳向下 3 个棘突的下方凹陷中是穴。

【刺灸法】刺法：斜刺 0.5～1.0 寸。灸法：艾条灸 10～20 分钟。

【功用】强腰补肾，和胃止痛。

筋缩（Jīnsuō，GV8）

【定位】在脊柱区，第9胸椎棘突下凹陷中，后正中线上。

【取法】俯卧位，先取约与两肩胛骨下角平齐的第7胸椎棘突下的至阳，从至阳向下2个棘突的下方凹陷中是穴。

【刺灸法】刺法：斜刺0.5～1.0寸。灸法：艾条灸10～20分钟。

【功用】舒筋壮阳，醒脑安神。

至阳（Zhìyáng，GV9）

【定位】在脊柱区，第7胸椎棘突下凹陷中，后正中

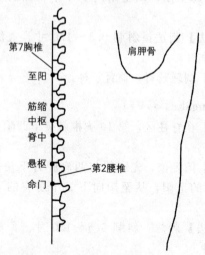

线上。

【取法】俯卧位，双臂紧贴身体两侧，与两肩胛骨下角相平的第7胸椎棘突下方是穴。

【刺灸法】刺法：斜刺0.5～1.0寸。灸法：艾条灸10～20分钟。

【功用】利湿退黄，健脾和胃，止咳平喘。

灵台 （Língtái，GV10）

【定位】在脊柱区，第6胸椎棘突下凹陷中，后正中线上。

【取法】俯卧位取穴。

【刺灸法】刺法：斜刺0.5～1.0寸。灸法：艾条灸10～20分钟。

【功用】清热解毒，宣肺定喘，舒筋活络。

神道 （Shéndào，GV11）

【定位】在脊柱区，第5胸椎棘突下凹陷中，后正中线上。

【取法】俯卧位取穴。

【刺灸法】刺法：斜刺0.5～1.0寸。灸法：艾条灸10～20分钟。

【功用】镇惊安神，理气宽胸。

身柱 （Shēnzhù，GV12）

【定位】在脊柱区，第3胸椎棘突下凹陷中，后正中线上。

【取法】俯卧位取穴。

【刺灸法】刺法：斜刺 0.5～1.0 寸。灸法：艾条灸 10～20 分钟。

【功用】清热宣肺，醒神定痉，活血通络。

陶道（Táodào，GV13）

【定位】在脊柱区，第 1 胸椎棘突下凹陷中，后正中线上。

【取法】俯卧位，先取大椎，从大椎向下 1 个椎体的棘突下方是穴。

【刺灸法】刺法：斜刺 0.5～1.0 寸。灸法：艾条灸 10～20 分钟。

【功用】清热解表，安神截疟，舒筋通络。

大椎（Dàzhuī，GV14）

【定位】在脊柱区，第 7 颈椎棘突下凹陷中，后正中线上。

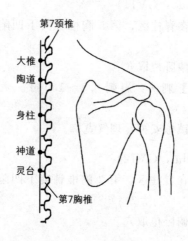

第7颈椎
大椎
陶道
身柱
神道
灵台
第7胸椎

【取法】俯卧或正坐低头位，于颈后隆起最高且能屈伸转动者为第 7 颈椎，于其下间处取穴。

【刺灸法】刺法：斜刺 0.5～1.0 寸。灸法：艾条灸 10～20 分钟。

【功用】解表散寒，镇静安神，肃肺调气，清热解毒。

哑门（Yǎmén，GV15）

【定位】在颈后区，第 2 颈椎棘突上际凹陷中，后正中线上。

【取法】头稍前倾，于后正中线入发际 0.5 寸处取穴。

【刺灸法】刺法：直刺 0.5～0.8 寸，伏案正坐位，头微前倾，使颈部肌肉放松，针尖向下颌方向缓慢刺入。灸法：不宜灸。

【功用】开喑通窍，清心宁志。

风府（Fēngfǔ，GV16）

【定位】在颈后区，枕外隆凸直下，两侧斜方肌之间凹陷中。

【取法】正坐，头稍前倾位取穴。

【刺灸法】刺法：直刺 0.5～0.8 寸，伏案正坐位，头微前倾，使颈部肌肉放松，针尖向下颌方向缓慢刺入。灸法：不宜灸。

【功用】清热息风，醒脑开窍。

脑户（Nǎohù，GV17）

【定位】在头部，枕外隆凸的上缘凹陷中。

【取法】在后头部，寻找枕外粗隆，枕外粗隆上缘凹陷处取穴。

【刺灸法】刺法：平刺 0.5～0.8 寸。灸法：艾条灸 5～10 分钟。

【功用】清头明目，镇痉安神。

强间（Qiángjiān，GV18）

【定位】在头部，后发际正中直上 4 寸。

【取法】在后头部，寻找枕外粗隆，枕外粗隆上缘凹陷处上 1.5 寸处取穴。

【刺灸法】刺法：平刺 0.5～0.8 寸。灸法：艾条灸 5～10 分钟。

【功用】宁心安神，通络止痛。

后顶（Hòudǐng，GV19）

【定位】在头部，后发际正中直上 5.5 寸。

【取法】正坐或仰卧位，在后正中线上，当前、后发际连线中点向后 0.5 寸处取穴。

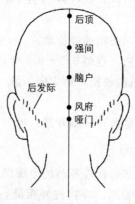

【刺灸法】刺法：平刺 0.5～0.8 寸。灸法：艾条灸 5～10 分钟。

【功用】清热止痛，宁心安神。

百会 （Bǎihuì，GV20）

【定位】在头部，前发际正中直上 5 寸。

【取法】正坐位，于前、后发际连线中点向前 1 寸处是穴。

【刺灸法】刺法：平刺 0.5～0.8 寸。灸法：艾条灸 10～20 分钟。

【功用】升阳固脱，开窍宁神。

前顶 （Qiándǐng，GV21）

【定位】在头部，前发际正中直上 3.5 寸。

【取法】正坐或仰卧位取穴。

【刺灸法】刺法：平刺 0.5～0.8 寸。灸法：艾条灸 5～10 分钟。小儿囟门未闭者禁刺灸。

【功用】清热通窍，健脑安神。

囟会 （Xìnhuì，GV22）

【定位】在头部，前发际正中直上 2 寸。

【取法】正坐或仰卧位取穴。

【刺灸法】刺法：平刺 0.5～0.8 寸。灸法：艾条灸 5～10 分钟。小儿囟门未闭者禁刺灸。

【功用】醒脑开窍，清头散风。

上星 （Shàngxīng，GV23）

【定位】在头部，前发际正中直上 1 寸。

【取法】仰靠坐位或仰卧位取穴。

【刺灸法】刺法：平刺 0.5～0.8 寸。灸法：艾条灸 5～10 分钟。小儿囟门未闭者禁刺灸。

【功用】散风清热，宁心通窍。

神庭（Shéntíng，GV24）

【定位】在头部，前发际正中直上 0.5 寸。

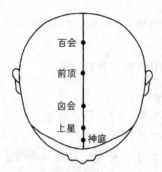

【取法】仰靠坐位或仰卧位取穴。

【刺灸法】刺法：平刺 0.5～0.8 寸。灸法：艾条灸 5～10 分钟。

【功用】潜阳安神，醒脑息风。

素髎（Sùliáo，GV25）

【定位】在面部，鼻尖的正中央。

【取法】仰靠坐位或仰卧位取穴。

【刺灸法】刺法：向上斜刺 0.3～0.5 寸，或用三棱针点刺挤压出血。灸法：不宜灸。

【功用】通利鼻窍，开窍醒神。

水沟（Shuǐgōu，GV26）

【定位】在面部，人中沟的上 1/3 与中 1/3 交点处。

【取法】仰靠坐位或仰卧位取穴。

【刺灸法】刺法：向上斜刺 0.2～0.3 寸。灸法：不宜灸。

【功用】醒脑开窍，通经活络。

兑端（Duìduān，GV27）

【定位】在面部，上唇结节的中点。

【取法】仰靠坐位或仰卧位取穴。

【刺灸法】刺法：斜刺 0.2～0.3 寸。灸法：不宜灸。

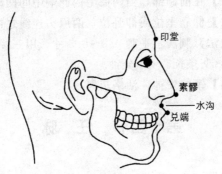

【功用】开窍醒神，散风泄热。

龈交（Yínjiāo，GV28）

【定位】在上唇内，上唇系带与上牙龈的交点。

【取法】仰靠坐位或仰卧位取穴。

【刺灸法】刺法：斜刺 0.2～0.3 寸。灸法：不宜灸。

【功用】活血清热，安神定志，舒筋止痛。

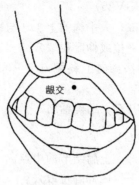

龈交

印堂（Yìntáng，GV29）

【定位】在前额部，当两眉毛内侧端中间凹陷中。

【取法】仰靠坐位或仰卧位，两眉头连线之中点取穴。

【刺灸法】刺法：平刺0.3～0.5寸，用三棱针点刺出血。灸法：艾条灸5～10分钟。

【功用】镇惊安神，活络疏风。

第十四节　任　脉

❖ 任脉循行原文

《素问·骨空论》：任脉者，起于中极之下，以上毛际，循腹里，上关元，至咽喉，上颐①循面入目。

【译文】

任脉起始于小腹内，下出中极下的会阴部，向上到阴毛部，沿腹里，上出关元，向上到咽喉部，再向上到下

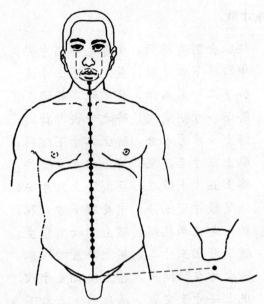

颏，环绕口唇，面部到目眶下。

【注释】

① 颐：指下颌部，承浆所在。

❖ 任脉循行歌

任脉起于中极下，会阴腹里上关元，
循内上行会冲脉，浮外循腹至喉咽，
别络口唇承浆已，过足阳明上颐间，
循面入目至睛明，难经任脉中极前，
上毛循腹至喉咽，交督阴脉海名传。

❖ 任脉分寸歌

任脉会阴两阴间，曲骨毛际陷中安，
中极脐下四寸取，关元脐下三寸连，
脐下二寸名石门，脐下寸半气海全。
脐下一寸阴交穴，脐之中央即神阙，
脐上一寸为水分，脐上二寸下脘列，
脐上三寸名建里，脐上四寸中脘许，
脐上五寸上脘在，巨阙脐上六寸安，
鸠尾蔽骨下五分，中庭膻下寸六取，
膻中却在两乳间，膻上寸六玉堂主，
膻上紫宫三寸二，膻上华盖四八举，
诸穴均在肋间隙，膻上璇玑五寸八，
玑上一寸天突取，廉泉结上舌本下，
承浆颐前唇棱下，任脉中央行腹里。

❖ 任脉穴

会阴（Huìyīn，CV1）

【定位】在会阴区。男性在阴囊根部与肛门连线的中点，女性在大阴唇后联合与肛门连线的中点。

【取法】胸膝位或侧卧位取穴。

【刺灸法】刺法：直刺 0.5～1.0 寸。灸法：艾条灸 5～10 分钟。孕妇禁用。

【功用】醒神开窍，通利下焦。

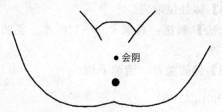

会阴

曲骨 （Qūgǔ，CV2）

【定位】在下腹部，耻骨联合上缘，前正中线上。

【取法】仰卧位取穴。

【刺灸法】刺法：直刺 0.5～1.0 寸，针刺前排空膀胱。灸法：艾条灸5～10分钟。孕妇禁用。

【功用】涩精举阳，补肾利尿，调经止带。

中极 （Zhōngjí，CV3）

【定位】在下腹部，脐中下 4 寸，前正中线上。

【取法】仰卧位取穴。

【刺灸法】刺法：直刺 0.5～1.0 寸，针刺前排空膀胱。灸法：艾条灸5～10分钟。孕妇禁用。

【功用】清利湿热，益肾调经，通阳化气。

关元 （Guānyuán，CV4）

【定位】在下腹部，脐中下 3 寸，前正中线上。

【取法】仰卧位取穴。

【刺灸法】刺法：直刺 0.5～1.0 寸。灸法：艾条灸10～20分钟。

【功用】培元固脱，温肾壮阳，调经止带。

石门 （Shímén，CV5）

【定位】在下腹部，当脐中下 2 寸，前正中线上。

【取法】仰卧位取穴。

【刺灸法】刺法：直刺 0.5～1.0 寸。灸法：艾条灸 10～20 分钟。

【功用】健脾益肾，清利下焦。

气海（Qìhǎi，CV6）

【定位】在下腹部，脐中下 1.5 寸，前正中线上。

【取法】仰卧位取穴。

【刺灸法】刺法：直刺 0.5～1.0 寸。灸法：艾条灸 10～20 分钟。

【功用】补气健脾，调理下焦，培元固本。

阴交（Yīnjiāo，CV7）

【定位】在下腹部，脐中下 1 寸，前正中线上。

【取法】仰卧位取穴。

【刺灸法】刺法：直刺 0.5～1.0 寸。灸法：艾条灸 10～20 分钟。

【功用】利水消肿，调经理血，温补下元。

神阙（Shénquē，CV8）

【定位】在脐区，脐中央。

【刺灸法】刺法：不宜针刺。灸法：艾炷灸（隔姜、盐等物）5～10 壮，艾条灸 20～30 分钟。

【功用】温阳救逆，利水消肿。

水分（Shuǐfēn，CV9）

【定位】在上腹部，脐中上 1 寸，前正中线上。

【取法】仰卧位取穴。

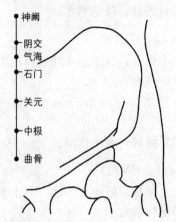

神阙
阴交
气海
石门
关元
中极
曲骨

【刺灸法】刺法：直刺 0.5～1.0 寸。灸法：艾条灸
10～20 分钟。

【功用】利水消肿，健脾和胃。

下脘（Xiàwǎn，CV10）

　　【定位】在上腹部，脐中上 2 寸，前正中线上。

　　【取法】仰卧位取穴。

　　【刺灸法】刺法：直刺 0.5～1.0 寸。灸法：艾条灸
10～20 分钟。

　　【功用】和胃健脾，消积化滞。

建里（Jiànlǐ，CV11）

　　【定位】在上腹部，脐中上 3 寸，前正中线上。

　　【取法】仰卧位取穴。

　　【刺灸法】刺法：直刺 0.5～1.0 寸。灸法：艾条灸
10～20 分钟。

【功用】和胃健脾，降逆利水。

中脘（Zhōngwǎn，CV12）

【定位】在上腹部，脐中上4寸，前正中线上。

【取法】仰卧位取穴。

【刺灸法】刺法：直刺0.5～1.0寸。灸法：艾条灸10～20分钟。

【功用】和胃健脾，温中化湿。

上脘（Shàngwǎn，CV13）

【定位】在上腹部，脐中上5寸，前正中线上。

【取法】仰卧位取穴。

【刺灸法】刺法：直刺0.5～1.0寸。灸法：艾条灸10～20分钟。

【功用】和胃降逆，宽胸宁神。

巨阙（Jùquē，CV14）

【定位】在上腹部，脐中上6寸，前正中线上。

【取法】仰卧位取穴。

【刺灸法】刺法：直刺0.5～1.0寸。灸法：艾条灸10～20分钟。

【功用】化痰宁心，理气和胃。

鸠尾（Jiūwěi，CV15）

【定位】在上腹部，剑胸结合部下1寸，前正中线上。

【取法】仰卧位取穴。

【刺灸法】刺法：直刺0.5～1.0寸。灸法：艾条灸10～20分钟。

【功用】宽胸利膈，宁心定志。

中庭（Zhōngtíng，CV16）

【定位】在胸部，剑胸结合中点处，前正中线上。

【取法】仰卧位取穴。

【刺灸法】刺法：平刺 0.3～0.5 寸。灸法：艾条灸 5～10 分钟。

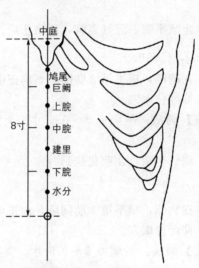

【功用】宽胸理气，降逆止呕。

膻中（Tánzhōng，CV17）

【定位】在胸部，横平第 4 肋间隙，前正中线上。

【取法】仰卧位，男子于胸骨中线与两乳头连线之交点处取穴；女子则于胸骨中线平第 4 肋间隙处取穴。

【刺灸法】刺法：平刺 0.3～0.5 寸。灸法：艾条灸

5～10 分钟。

　　【功用】理气宽胸，平喘止咳。

玉堂（Yùtáng，CV18）

　　【定位】在胸部，横平第 3 肋间隙，前正中线上。

　　【取法】仰卧位取穴。

　　【刺灸法】刺法：平刺 0.3～0.5 寸。灸法：艾条灸 5～10 分钟。

　　【功用】止咳平喘，理气宽胸，活络止痛。

紫宫（Zǐgōng，CV19）

　　【定位】在胸部，横平第 2 肋间隙，前正中线上。

　　【取法】仰卧位取穴。

　　【刺灸法】刺法：平刺 0.3～0.5 寸。灸法：艾条灸 5～10 分钟。

　　【功用】理气平喘，止咳化痰。

华盖（Huágài，CV20）

　　【定位】在胸部，横平第 1 肋间隙，前正中线上。

　　【取法】仰卧位取穴。

　　【刺灸法】刺法：平刺 0.3～0.5 寸。灸法：艾条灸 5～10 分钟。

　　【功用】止咳平喘，利咽止痛。

璇玑（Xuánjī，CV21）

　　【定位】在胸部，胸骨上窝中央下 1 寸，前正中线上。

　　【取法】仰卧位取穴。

　　【刺灸法】刺法：平刺 0.3～0.5 寸。灸法：艾条灸

5～10 分钟。

【功用】宽胸理气，止咳平喘。

天突 （Tiāntū, CV22）

【定位】在颈前区，胸骨上窝中央，前正中线上。

【取法】仰卧位取穴。

【刺灸法】刺法：先直刺进针 0.2～0.3 寸，然后沿胸骨柄后缘、气管前缘缓慢刺入 0.5～1.0 寸，一般不留针。灸法：艾条灸5～15 分钟。

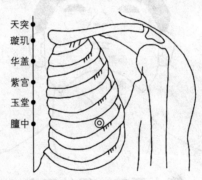

天突
璇玑
华盖
紫宫
玉堂
膻中

【功用】宣肺平喘，清音止嗽。

廉泉 （Liánquán, CV23）

【定位】在颈前区，喉结上方，舌骨上缘凹陷中，前正中线上。

【取法】仰卧位取穴。

【刺灸法】刺法：直刺 0.5～0.8 寸。灸法：艾条灸5～10 分钟。

【功用】通利咽喉，增液通窍。

承浆（Chéngjiāng，CV24）

【定位】在面部，颏唇沟的正中凹陷处。

【取法】仰卧位取穴。

【刺灸法】刺法：斜刺 0.3～0.5 寸。灸法：艾条灸 5～10 分钟。

【功用】祛风通络，镇静消渴。

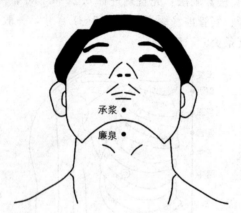

第十五节　经外奇穴

❖ **头颈部奇穴**

四神聪 Sìshéncōng（EX-HN1）

【定位】在头部，百会（GV20）前、后、左、右各旁开 1 寸，共 4 穴。

【取法】正坐或仰卧位，先取头部前、后正中线与耳郭尖连线的交叉点（百会），再从此点向前、后、左、右

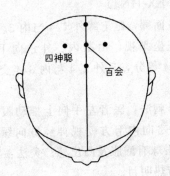

四神聪

百会

各旁开 1 寸处取穴。

【刺灸法】刺法：平刺，针尖向百会方向 0.5～0.8 寸。灸法：艾条灸 5～10 分钟。

【功用】镇静安神，清利头目，醒脑开窍。

当阳 Dāngyáng（EX-HN2）

【定位】在头部，瞳孔直上，前发际上 1 寸。

【取法】在前头部，当瞳孔直上，前发际上 1 寸取穴。

【刺灸法】刺法：平刺 0.3～0.5 寸。灸法：艾条灸 3～5 分钟。

【功用】明目醒神，疏风通络。

鱼腰 Yúyāo（EX-HN3）

【定位】在额部，瞳孔直上，眉毛中。

【取法】在额部，瞳孔直上，眉毛正中取穴。

【刺灸法】刺法：平刺 0.3～0.5 寸。灸法：禁灸。

【功用】清肝明目，通络止痛。

球后 Qiúhòu（EX-HN4）

【定位】在面部，眶下缘外 1/4 与内 3/4 交界处。

【取法】正坐平视，由眼内、外角向下各引一垂线，两线之间分成 4 等分，其外 1/4 与内 3/4 交界处，眼眶下缘处是穴。

【刺灸法】刺法：医者左手向上推动眼球固定，右手持针沿眶下缘略向内上方朝视神经方向缓慢刺入 0.5～1.5 寸，整个眼球有酸胀及凸出感。灸法：禁灸。

【功用】清热明目。

上迎香 Shàngyíngxiāng（EX-HN5）

【定位】在面部，鼻翼软骨与鼻甲的交界处，近鼻唇沟上端处。

【取法】正坐仰靠或仰卧位取穴。

【刺灸法】刺法：针尖向内上方斜刺 0.5～0.8 寸。灸法：艾条灸 5～10 分钟。

【功用】清热通窍，通络止痛。

夹承浆 Jiáchéngjiāng（EX-HN6）

【定位】位于下颌部，当颏唇沟中点两旁约 1 寸处（即下颌骨的颏孔处）。

【取法】正坐仰靠，先取承浆，于承浆外侧一横指处，用指尖按压可感到一凹陷，此凹陷处是穴。

【刺灸法】刺法：直刺 0.2～0.4 寸。灸法：艾条灸 3～5 分钟。

【功用】清热疏风。

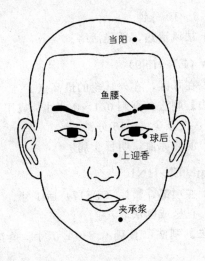

当阳
鱼腰
球后
上迎香
夹承浆

太阳 Tàiyáng（EX-HN7）

【定位】在头部，眉梢与目外眦之间，向后约一横指的凹陷中。

【取法】在颞部，当眉梢与目外眦之间，向后约一横指的凹陷中取穴。

【刺灸法】刺法：直刺 0.3～0.5 寸；或用三棱针点刺出血。灸法：艾条灸 5～10 分钟。

【功用】清热祛风，解痉止痛。

牵正 Qiānzhèng（EX-HN8）

【定位】位于面颊部，耳垂前方 0.5 寸，与耳垂中点相平处。

【取法】正坐仰靠或仰卧位取穴。

【刺灸法】刺法：直刺或向前斜刺 0.5～1.0 寸。灸法：艾条灸 5～10 分钟。

【功用】祛风清热，通经活络。

耳尖 Ěrjiān（EX-HN9）

【定位】在耳区，在外耳轮的最高点。

【刺灸法】刺法：直刺 0.1～0.2 寸，或用三棱针点刺出血。灸法：艾条灸 5～10 分钟。

【功用】泄热凉血，明目止痛。

翳明 Yìmíng（EX-HN10）

【定位】在项部，翳风（TE17）后 1 寸。

【取法】正坐或侧伏取穴。

【刺灸法】刺法：直刺 0.8～1.0 寸。灸法：艾条灸 5～10 分钟。

【功用】明目聪耳，宁心安神。

安眠 Ānmián（EX-HN11）

【定位】在项部，当翳风和风池连线的中点。

【取法】正坐或侧伏取穴。

【刺灸法】刺法：直刺 0.5～1.0 寸。灸法：艾条灸

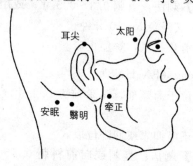

5～10 分钟。

【功用】镇静安神。

内迎香 Nèiyíngxiāng（EX-HN12）

【定位】在鼻孔内，当鼻翼软骨与鼻甲交界的黏膜处。

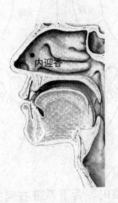

内迎香

【取法】正坐仰靠或仰卧位，于鼻孔内与上迎香相对处鼻黏膜上取穴。

【刺灸法】刺法：由鼻孔向内直刺 0.1～0.2 寸，或用三棱针点刺出血。灸法：禁灸。

【功用】清热散风，宣通鼻窍。

金津 Jīnjīn（EX-HN13）

【定位】在口腔内，舌下系带左侧的静脉上。

【取法】仰靠，张口，舌尖向上翻起，暴露舌下静脉取穴。

【刺灸法】三棱针点刺出血。

【功用】清热解毒，祛邪开窍。

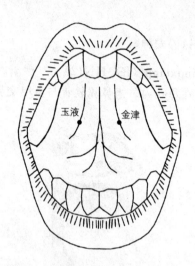

玉液

金津

玉液 Yùyè（EX-HN14）

【定位】在口腔内，舌下系带右侧的静脉上。

【取法】仰靠，张口，舌尖向上翻起，暴露舌下静脉取穴。

【刺灸法】三棱针点刺出血。

【功用】清热解毒，祛邪开窍。

颈百劳 Jǐngbǎiláo（EX-HN15）

【定位】在颈部，第7颈椎棘突直上2寸，后正中线旁开1寸。

【取法】俯伏正坐或俯卧位取穴。

【刺灸法】刺法：直刺0.8～1.0寸。灸法：艾条灸10～20分钟。

【功用】滋阴补肺，舒筋通络。

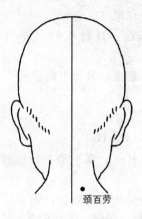

颈百劳

❖ 胸腹部奇穴

子宫 Zǐgōng（EX-CA1）

【定位】在下腹部，脐中下 4 寸，前正中线旁开 3 寸。

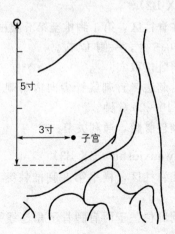

5寸

3寸 · 子宫

【取法】仰卧位取穴。

【刺灸法】刺法：直刺 0.8～1.2 寸。灸法：艾条灸
10～20 分钟。

【功用】调经理血，升提下陷。

❖ 项背腰部奇穴

定喘 Dìngchuǎn（EX-B1）

【定位】在脊柱区，横平第 7 颈椎棘突下，后正中线
旁开 0.5 寸。

【取法】正坐低头或俯卧位，先于后正中线上第 7 颈
椎棘突下缘定大椎，旁开 0.5 寸即是本穴。

【刺灸法】刺法：直刺或针尖向内斜刺 0.5～1.0 寸。
灸法：艾条灸 10～20 分钟。

【功用】平喘止咳，通宣理肺。

夹脊 Jiājí（EX-B2）

【定位】在脊柱区，第 1 胸椎至第 5 腰椎棘突下两侧，
后正中线旁开 0.5 寸，一侧 17 穴。

【取法】俯卧位取穴。

【刺灸法】刺法：直刺或针尖向内斜刺 0.5～1.0 寸。
灸法：艾条灸 10～20 分钟。

【功用】调理脏腑，通利关节。

胃脘下俞 Wèiwǎnxiàshū（EX-B3）

【定位】在脊柱区，横平第 8 胸椎棘突下，后正中线
旁开 1.5 寸。

【取法】俯卧位，于两肩胛骨下角连线平齐的第 7 胸

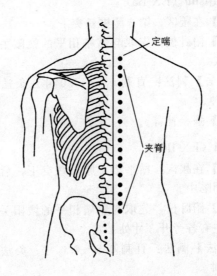

椎棘突下取至阳，于其下一棘突旁开 1.5 寸处即是本穴。

【刺灸法】刺法：向内斜刺 0.5～0.8 寸。灸法：艾条灸 10～20 分钟。

【功用】和胃化痰，理气止痛。

痞根 Pǐgēn（EX-B4）

【定位】在腰区，横平第 1 腰椎棘突下，后正中线旁开 3.5 寸。

【取法】俯卧位，于膀胱经之肓门旁开 0.5 寸处取穴。

【刺灸法】刺法：直刺 0.5～1.0 寸。灸法：艾条灸 10～20 分钟。

【功用】调气化痰，散结消痞，理气止痛。

下极俞 Xiàjíshū（EX-B5）

【定位】在腰区，第 3 腰椎棘突下。

【取法】俯卧位，先取与髂嵴相平的腰阳关，上一个棘突下取穴。

【刺灸法】刺法：直刺 0.5～1.0 寸。灸法：艾条灸 10～20 分钟。

【功用】强腰补肾。

腰宜 Yāoyí（EX-B6）

【定位】在腰区，横平第 4 腰椎棘突下，后正中线旁开约 3 寸凹陷中。

【取法】俯卧位，先取与髂嵴相平的腰阳关，在与腰阳关相平左右各旁开 3 寸处是穴。

【刺灸法】刺法：直刺 0.5～1.0 寸。灸法：艾条灸 10～20 分钟。

【功用】强健腰膝。

腰眼 Yāoyǎn（EX-B7）

【定位】在腰区，横平第 4 腰椎棘突下，后正中线旁开约 3.5 寸凹陷中。

【取法】俯卧位，先取与髂嵴相平的腰阳关，在与腰阳关相平左右各旁开 3.5 寸处是穴。

【刺灸法】刺法：直刺 0.5～1.0 寸。灸法：艾条灸 10～20 分钟。

【功用】强腰补肾。

十七椎 Shíqīzhuī（EX-B8）

【定位】在腰区，当后正中线上，第 5 腰椎棘突下凹陷中。

【取法】俯卧位，先取与髂嵴相平的腰阳关，再向下一腰椎棘突下的凹陷处取穴。

【刺灸法】刺法：直刺 0.5～1.0 寸。灸法：艾条灸 10～20 分钟。

【功用】强腰补肾，主理胞宫。

腰奇 Yāoqí（EX-B9）

【定位】在骶区，尾骨端直上 2 寸，骶角之间凹陷中。

【取法】俯卧位，于后正中线尾骨尖直上 2 寸，约当第 2、第 3 骶椎棘突之间上方。

【刺灸法】刺法：平刺 1.0～2.0 寸。灸法：艾条灸 10～20 分钟。

【功用】镇惊安神，息风止痛。

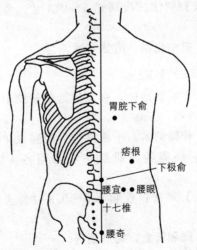

胃脘下俞

痞根

下极俞

腰宜●●腰眼

十七椎

腰奇

❖ 上肢部奇穴

肘尖 Zhǒujiān（EX-UE1）

【定位】在肘后区，尺骨鹰嘴的尖端。

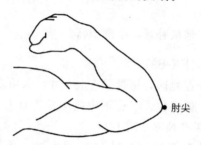

肘尖

【取法】两手叉腰，屈肘约 90°角，于尺骨鹰嘴突起之尖端取穴。

【刺灸法】刺法：浅刺 0.1～0.3 寸。灸法：艾条灸 5～10 分钟。

【功用】散结化痰，清热解毒。

二白 Èrbái（EX-UE2）

【定位】在前臂前区，腕掌侧远端横纹上 4 寸，桡侧腕屈肌腱的两侧，一侧 2 穴。

【取法】伸臂仰掌，于曲泽与大陵连线中 1/3 中与下 1/3 交界处，桡侧腕屈肌腱左右两侧各 1 穴，两手共 4 穴。

【刺灸法】刺法：直刺 0.5～0.8 寸。灸法：艾条灸 5～10 分钟。

【功用】调和气血，提肛消痔。

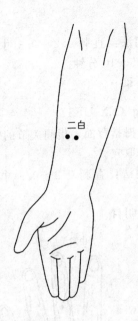

二白

中泉 Zhōngquán（EX-UE3）

【定位】在前臂后区，腕背侧远端横纹上，指总伸肌腱桡侧凹陷中。

【取法】伸臂俯掌取穴。

【刺灸法】刺法：直刺 0.3～0.5 寸。灸法：艾条灸 5～10 分钟。

【功用】行气止痛，止咳平喘。

中魁 Zhōngkuí（EX-UE4）

【定位】在手中指背面，近侧指间关节的中点处。

【取法】握拳，手掌向心，手中指背侧近端指骨关节横纹中点取穴。

【刺灸法】刺法：直刺 0.2～0.3 寸。灸法：艾炷灸 2～3 壮，艾条灸 5～10 分钟。

【功用】理气和中。

大骨空 Dàgǔkōng（EX-UE5）

【定位】在手拇指背面，指间关节的中点处。

【取法】握拳取穴。

【刺灸法】刺法：直刺 0.2～0.3 寸。灸法：艾条灸 5～10 分钟。

【功用】退翳明目。

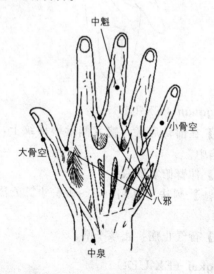

小骨空 Xiǎogǔkōng（EX-UE6）

【定位】在手小指背面，近侧指间关节的中点处。

【取法】握拳取穴。

【刺灸法】刺法：直刺 0.2～0.3 寸。灸法：艾条灸 5～10 分钟。

【功用】明目止痛。

腰痛点 Yāotòngdiǎn（EX-UE7）

【定位】在手背，当第 2、3 掌骨及第 4、5 掌骨间，腕背侧远端横纹与掌指关节中点处，一侧 2 穴。

【取法】微握拳取穴。

【刺灸法】刺法：直刺 0.3～0.5 寸。灸法：艾条灸 5～10 分钟。

【功用】舒筋活络，化瘀止痛。

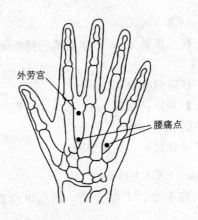

外劳宫

腰痛点

外劳宫 Wàiláogōng（EX-UE8）

【定位】在手背，第 2、3 掌骨间，掌指关节后 0.5 寸凹陷中。

【取法】微握拳取穴。

【刺灸法】刺法：直刺 0.3～0.5 寸。灸法：艾条灸 5～10 分钟。

【功用】通经活络，祛风止痛。

八邪 Bāxié（EX-UE9）

【定位】在手背，第 1～5 指间，指蹼缘后方赤白肉际处，左右共 8 穴。

【取法】微握拳取穴。

【刺灸法】刺法：斜刺 0.5～0.8 寸。灸法：艾条灸 5～10 分钟。

【功用】祛邪通络，清热解毒。

四缝 Sìfèng（EX-UE10）

【定位】在手指第 2～5 指掌面的近侧指间关节横纹的中央，一手 4 穴。

【取法】伸臂仰掌取穴。

【刺灸法】刺法：点刺 0.1～0.2 寸，挤出少量黄白色透明状黏液或出血。灸法：不灸。

【功用】消食化积，祛痰导滞。

十宣 Shíxuān（EX-UE11）

【定位】在手指，十指尖端，距指甲游离缘 0.1 寸，左右共 10 穴。

【取法】伸臂仰掌取穴。

【刺灸法】刺法：直刺 0.1～0.2 寸或用三棱针点刺放血。灸法：艾条灸 5～10 分钟。

【功用】泄热救逆。

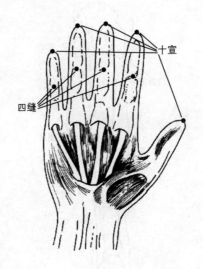

十宣

四缝

❖ 下肢部奇穴

髋骨 Kuāngǔ（EX-LE1）

【定位】在股前区，当梁丘（ST34）两旁各1.5寸，一侧2穴。

【取法】屈膝取穴。

【刺灸法】刺法：直刺0.5～1.0寸。灸法：艾条灸10～20分钟。

【功用】祛湿清热，通利关节。

鹤顶 Hèdǐng（EX-LE2）

【定位】在膝前区，髌底的中点上方凹陷处。

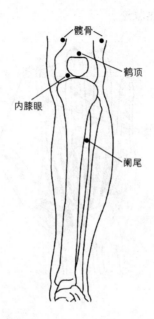

髌骨

鹤顶

内膝眼

阑尾

【取法】屈膝取穴。

【刺灸法】刺法：直刺 0.5～0.8 寸。灸法：艾条灸 5～10 分钟。

【功用】通利关节。

内膝眼 Nèixīyǎn（EX-LE4）

【定位】在膝部，髌韧带内侧凹陷处的中央。

【取法】屈膝取穴。

【刺灸法】刺法：屈膝，从前内向后外斜刺 0.5～1.0 寸。灸法：艾条灸 5～10 分钟。

【功用】除湿活络，通利关节。

阑尾 Lánwěi（EX-LE7）

【定位】在小腿外侧，髌韧带外侧凹陷下 5 寸，胫骨前嵴外一横指。

【取法】正坐或仰卧屈膝，于足三里与上巨虚两穴之间压痛最明显处取穴。一般在足三里下 1.5～2 寸处。

【刺灸法】刺法：直刺 0.5～1.0 寸，局部酸麻重胀，可扩散至足背。灸法：艾条灸 10～20 分钟。

【功用】清热化邪，通利腑气。

百虫窝 Bǎichóngwō（EX-LE3）

【定位】在股前区，髌底内侧端上 3 寸。

【取法】屈膝取穴。

【刺灸法】刺法：直刺 0.8～1.2 寸。灸法：艾条灸 10～20 分钟。

【功用】活血祛风，驱虫除积。

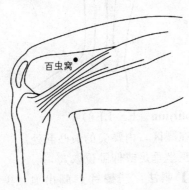
百虫窝

胆囊 Dǎnnáng（EX-LE6）

【定位】在小腿外侧上部，腓骨小头前下方凹陷处直下2寸。

【取法】正坐或侧卧位，于阳陵泉直下2寸左右之压痛最明显处取穴。

【刺灸法】刺法：直刺1.0～1.5寸。灸法：艾条灸10～20分钟。

【功用】利胆通腑。

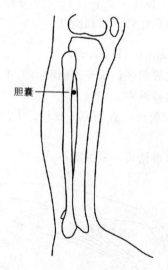

胆囊

内踝尖 Nèihuáijiān（EX-LE8）

【定位】在踝区，内踝尖的最凸起处。

【取法】正坐垂足或仰卧位取穴。

【刺灸法】刺法：三棱针点刺出血。灸法：艾条灸

5～10分钟。

【功用】舒筋活络。

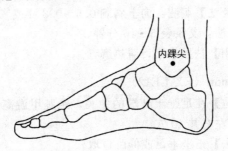

内踝尖

外踝尖 Wàihuáijiān（EX-LE9）

【定位】在踝区，外踝的最凸起处。

【取法】正坐垂足或仰卧位取穴。

【刺灸法】刺法：三棱针点刺出血。灸法：艾条灸5～10分钟。

【功用】舒筋活络。

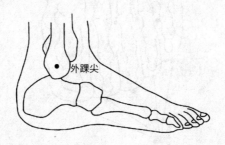

外踝尖

八风 Bāfēng（EX-LE10）

【定位】在足背，第1～5趾间，趾蹼缘后方赤白肉际处，左右共 8 穴。

【取法】正坐垂足或仰卧位取穴。

【刺灸法】刺法：向上斜刺 0.5～0.8 寸或三棱针点刺出血。灸法：艾条灸 5～10 分钟。

【功用】祛风通络，清热解毒。

气端 Qìduān（EX-LE12）

【定位】在足趾十趾端的中央，距趾甲游离缘 0.1 寸（指寸），左右共 10 穴。

【取法】正坐垂足或仰卧位取穴。

【刺灸法】刺法：直刺 0.1～0.2 寸或点刺出血。灸法：艾条灸 5～10 分钟。

【功用】通络开窍。

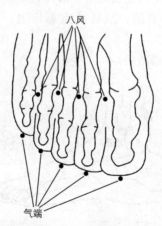

第三章　历代针灸歌赋选

标幽赋

本赋作者窦汉卿是金元时期针灸名家。《普济方》、《针灸大全》、《杨敬斋针灸全书》、《针灸聚英》、《类经图翼》及《针灸大成》均收录本赋。

拯救之法，妙用者针。察岁时于天道，定形气于予心。春夏瘦而刺浅，秋冬肥而刺深。不穷经络阴阳，多逢刺禁；既论脏腑虚实，须向经寻。

原夫起自中焦，水初下漏。太阴为始，至厥阴而方终；穴出云门，抵期门而最后。正经十二，别络走三百余支；正侧偃伏，气血有六百余候。手足三阳，手走头而头走足；手足三阴，足走腹而胸走手。要识迎随，须明逆顺。

况夫阴阳气血，多少为最。厥阴、太阳少气多血。太阴、少阴少血多气。而又气多血少者，少阳之分；气盛血多者，阳明之位。先详多少之宜，次察应至之气，轻滑慢而未来，沉涩紧而已至。既至也，量寒热而留疾；未至也，据虚实而候气。气之至也，如鱼吞钩饵之浮沉；气未至也，如闲处幽堂之深邃。气速至而速效，气迟至而不治。

观夫九针之法，毫针最微，七星上应，众穴主持。本形金也，有蠲邪扶正之道；短长水也，有决凝开滞之机，定刺象木，或斜或正；口藏比火，进阳补羸。循机扪塞以象土，实应五行而可知。然是三寸六分，包含妙理；虽细桢于毫发，同贯多歧。可平五脏之寒热，能调六腑之虚实。拘挛闭塞，遣八邪而去矣；寒热痹痛，开四关而已之。凡刺者，使本神朝而后入；既刺也，使本神定而气随。神不朝而勿刺，神已定而可施。定脚处，取气血为主意；下手处，认水木是根基。天地人三才也，涌泉同璇玑、百会；上中下三部也，大包与天枢、地机。阳跷、阳维并督带，主肩背腰腿在表之病；阴跷、阴维、任、冲脉，去心腹胁肋在里之凝。二陵、二跷、二交，似续而交五大；两间、两商、两井，相依而别两支。

大抵取穴之法，必有分寸，先审自意，次观肉分。或伸屈而得之，或平直而安定。在阳部筋骨之侧，陷下为真。在阴分郄腘之间，动脉相应。取五穴用一穴而必端，取三经用一经而可正。头部与肩部详分，督脉与任脉易定。明标与本，论刺深刺浅之经。住痛移疼，取相交相贯之径。岂不闻脏腑病，而求门海俞募之微，经络滞，而求原别交会之道，更穷四根三结，依标本而刺无不痊，但用八法五门，分主客而针无不效。八脉始终连八会，本是纪纲；十二经络十二原，是为枢要。一日取六十六穴之法，方见幽微；一时取一十二经之原，始知要妙。

原夫补泻之法，非呼吸而在手指；速效之功，要交正而识本经。交经缪刺，左有病而右畔取；泻络远针，头有疾而脚上针。巨刺与缪刺各异，微针与妙刺相通。观部分而知经络之虚实，视浮沉而辨脏腑之寒温。

且夫先令针耀而虑针损；次藏口内而欲针温。目无外视，手如握虎；心无内慕，如待贵人。左手重而多按，欲令气散；右手轻而徐入，不痛之因。空心恐怯，直立侧而多晕；背目深掐，坐卧平而没昏。推于十干十变，知孔穴之开阖；论其五行五脏，察日时之旺衰。伏如横弩，应若发机。阴交阳别而定血晕，阴跷阳维而下胎衣。痹厥偏枯，迎随俾经络接续；漏崩带下，温补使气血依归。静以久留，停针待之。必准者，取照海治喉中之闭塞；端的处，用大钟治心内之呆痴。大抵疼痛实泻，麻痒虚补。体重节痛而俞居，心下痞满而井主。心胀咽痛，针太冲而必除。脾冷胃痛，泻公孙而立愈。胸满腹胀刺内关，胁疼肋痛针飞虎。筋挛骨痛而补魂门，体热劳嗽而泻魄户。头风头痛，刺申脉与金门；眼痒眼疼，泻光明与地五。泻阴郄止盗汗，治小儿骨蒸；刺偏历利小便，医大人水蛊。中风环跳而宜刺，虚损天枢而可取。

由是午前卯后，太阴生而疾温；离左酉南，月朔死而速冷。循扪弹弩，留吸母而坚长；爪下伸提，疾呼子而嘘短。动退空歇，迎夺右而泻凉；推内进搓，随济左而补暖。

慎之！大凡危疾，色脉不顺而莫针；寒热风阴，饥饱醉劳而切忌。望不补而晦不泻，弦不夺而朔不济。精其心而穷其法，无灸艾而坏其皮；正其理而求其原，免投针而失其位。避灸处而加四肢，四十有九；禁刺处而除六俞，二十有二。

抑又闻高皇抱疾未瘥，李氏刺巨阙而后苏；太子暴死为厥，越人针维会而复醒。肩井、曲池，甄权刺臂痛而复射；悬钟、环跳，华佗刺躄足而立行。秋夫针腰俞而鬼免沉疴；王纂针交俞而妖精立出。取肝俞与命门，使瞽士视秋毫之末；刺少阳与交别，俾聋夫听夏蚋之声。嗟夫！去圣逾远，此道渐坠，或不得意而散其学，或恃其能而犯禁忌，愚庸智浅，难契于玄言，至道渊深，得之者有几？偶述斯言，不敢示诸明达者焉，庶几乎童蒙之心启。

百症赋

　　本赋选自《针灸聚英》。因赋中论述多种病症的针灸辨证论治、配方取穴方法，故名之《百症赋》。该赋按头面五官、颈项、躯干、四肢，全身自上而下的顺序编写，共列举了96症的主治穴位，其中头面五官28症，咽喉颈项6症，肩背腰腿6症，妇科7症，儿科1症，诸风伤寒5症，其他43症。治疗上述各症，共用156个穴，大多偏重于特定穴，如五输穴、俞、募、郄、络穴等，列举了多种配穴方法，可以举一反三，进一步去了解处方配穴的基本规律。

　　百症俞穴，再三用心。囟会连于玉枕，头风疗以金针。悬颅、颔厌之中，偏头痛止；强间、丰隆之际，头痛难禁。

　　原夫面肿虚浮，须仗水沟、前顶；耳聋气闭，全凭听会、翳风。面上虫行有验，迎香可取；耳中蝉噪有声，听会堪攻。目眩兮，支正、飞扬；目黄兮，阳纲、胆俞。攀睛攻少泽、肝俞之所，泪出刺临泣、头维之处。目中漠漠，即寻攒竹、三间；目觉𥅴𥅴（huāng），急取养老、天柱。观其雀目肝气，睛明、行间而细推；审他项强伤寒，温溜、期门而主之。廉泉、中冲，舌下肿疼堪取；天府、合谷，鼻中衄血宜追。耳门、丝竹空，住牙疼于顷刻；颊车、地仓穴，正口㖞于片时。喉痛兮，液门、鱼际去疗；转筋兮，金门、丘墟来医。阳谷、侠溪，颔肿口噤并治；少商、曲泽，血虚口渴同施。通天去鼻内无闻之苦；复溜祛舌干口燥之悲。哑门、关冲，舌缓不语而要紧；天鼎、间使，失音嗫（niè）嚅（rú）而休迟。太冲泻唇？以速愈，承浆泻牙疼而即移。项强多恶风，束骨相连于天柱；热病汗不出，大都更接于经渠。

且如两臂顽麻，少海就傍于三里；半身不遂，阳陵远达于曲池。建里、内关，扫尽胸中之苦闷；听官、脾俞，祛残心下之悲凄。

久知胁肋痛，气户、华盖有灵；腹内肠鸣，下脘、陷谷能平。胸胁支满何疗，章门、不容细寻；膈疼饮蓄难禁，膻中、巨阙便针。胸满更加噎塞，中府、意舍所行；胸膈停留瘀血，肾俞、巨髎宜征。胸满项强，神藏、璇玑已试；背连腰痛，白环、委中曾经。脊强兮，水道、筋缩；目瞤（shùn）兮，颧髎、大迎。痉（cì）病非颅息而不愈；脐风须然谷而易醒。委阳、天池，腋肿针而速散；后溪、环跳，腿疼刺而即轻。梦魇（yǎn）不宁，厉兑相谐于隐白；发狂奔走，上脘同起于神门。惊悸怔忡，取阳交、解溪勿误；反张悲哭，仗天冲、大横须精。癫疾必身柱、本神之令；发热仗少冲、曲池之津。岁热时行，陶道复求肺俞理；风痫常发，神道须还心俞宁。湿寒湿热下髎定；厥寒厥热涌泉清。寒栗恶寒，二间疏通阴郄暗；烦心呕吐，幽门开彻玉堂明。行间、涌泉，主消渴之肾渴；阴陵、水分，去水肿之脐盈。痨瘵传尸，趋魄户、膏肓之路；中邪霍乱，寻阴谷、三里之程。治疸消黄，谐后溪、劳宫而看；倦言嗜卧，往通里、大钟而明。咳嗽连声，肺俞须迎天突穴；小便赤涩，兑端独泻太阳经。刺长强与承山，善主肠风新下血；针三阴与气海，专司白浊久遗精。

且如肓俞、横骨，泻五淋之久积；阴郄、后溪，治盗汗之多出。脾虚谷以不消，脾俞、膀胱俞觅；胃冷食而难化，魂门、胃俞堪责。鼻痔必取龈交，瘿气须求浮白。大敦、照海，患寒疝而善蠲（juān）；五里、臂膈，生疬疮而能治。至阴、屋翳，疗痒疾之疼多；肩髃、阳溪，消瘾风之热极。

抑又论妇经事改常，自有地机、血海；女子少气漏血，不无交信、合阳。带下产崩，冲门、气冲宜审；月潮违限，天枢、水泉细详。肩井乳痛而极效，商丘痔瘤而最良。脱肛趋百会、尾翳之所，无子搜阴交、石关之乡。中脘主乎积痢，外丘收乎大肠。寒疟兮商阳、太溪验；疬癖兮冲门、血海强。

夫医乃人之司命，非志士而莫为；针乃理之渊微，须至人之指教。先究其病源，后攻其穴道，随手见功，应针取效。方知玄里之玄，始达妙中之妙。此篇不尽，略举其要。

玉龙歌

本歌录自《针灸大成》。本歌介绍120个腧穴，分治80余种病症。

扁鹊授我玉龙歌，玉龙一试绝沉疴（kē），
玉龙之歌真罕得，流传千载无差讹。
我今歌此玉龙诀，玉龙一百二十穴，
医者行针殊妙绝，但恐时人自差别。
补泻分明指下施，金针一刺显明医，
伛（yǔ）者立伸偻（lǚ）者起，
从此名扬天下知。
中风不语最难医，发际顶门穴要知，
更向百会明补泻，即时苏醒免灾危。
鼻流清涕名鼻渊，先泻后补疾可痊，
若是头风并眼痛，上星穴内刺无偏。
头风呕吐眼昏花，穴取神庭始不瘥，
孩子慢惊何可治，印堂刺入艾还加。
头项强痛难回顾，牙疼并作一般看，
先向承浆明补泻，后针风府即时安。
偏正头风痛难医，丝竹金针亦可施，
沿皮向后透率谷，一针两穴世间稀。
偏正头风有两般，有无痰饮细推观，
若然痰饮风池刺，倘无痰饮合谷安。

口眼㖞斜最可嗟，地仓妙穴连频车，
㖞左泻右依师正，㖞右泻左莫令斜。
不闻香臭从何治？迎香两穴可堪攻，
先补后泻分明效，一针未出气先通。
耳聋气闭痛难言，须刺翳风穴始痊，
亦治项上生瘰疬①，下针泻动即安然。
耳聋之症不闻声，痛痒蝉鸣不快情，
红肿生疮须用泻，宜从听会用针行。
偶尔失音言语难，哑门一穴两筋间，
若知浅针莫深刺，言语音和照旧安。
眉间疼痛苦难当，攒竹沿皮刺不妨，
若是眼昏皆可治，更针头维即安康。
两睛红肿痛难熬，怕日羞明心自焦，
只刺睛明鱼尾穴，太阳出血自然消。
眼痛忽然血贯睛，羞明更涩最难睁，
须得太阳针血出，不用金刀疾自平。
心火炎上两眼红，迎香穴内刺为通，
若将毒血搐出后，目内清凉始见功。
强痛脊背泻人中，挫闪腰酸亦可攻，
更有委中之一穴，腰间诸疾任君攻。
肾弱腰疼不可当，施为行止甚非常，
若知肾俞二穴处，艾火频加体自康。
环跳能治腿股风，居髎二穴认真攻，

委中毒血更出尽，愈见医科神圣功。

膝腿无力身立难，原因风湿致伤残，
倘知二市穴能灸，步履悠然渐自安。

髋骨能医两腿疼，膝头红肿不能行，
必针膝眼膝关穴，功效须臾病不生。

寒湿脚气不可熬，先针三里及阴交，
再将绝骨穴兼刺，肿痛登时立见消。

肿红腿足草鞋风，须把昆仑二穴攻，
申脉太溪如再刺，神医妙绝起疲癃。

脚背肿起丘墟穴，斜针出血即时轻，
解溪再与商丘识，补泻行针要辨明。

行步艰难疾转加，太冲二穴效堪夸，
更针三里中封穴，去病如同用手抓。

膝盖红肿鹤膝风，阳陵二穴亦堪攻，
阴陵针透尤收效，红肿全消见异功。

腕中无力痛艰难，握物难移体不安，
腕骨一针虽见效，莫将补泻等闲看。

急疼两臂气攻胸，肩井分明穴可攻，
此穴元来真气聚，补多泻少应其中。

肩背风气连臂疼，背缝二穴用针明，
五枢亦治腰间痛，得穴方知疾顿轻。

两肘拘挛筋骨连，艰难动作欠安然，
只将曲池针泻动，尺泽兼行见圣传。

肩端红肿痛难当，寒湿相争气血旺，
若向肩髃明补泻，管君多灸自安康。
筋急不开手难伸，尺泽从来要认真，
头面纵有诸样症，一针合谷效通神。
腹中气块痛难当，穴法宜向内关防，
八法有名阴维穴，腹中之疾永安康。
腹中疼痛亦难当，大陵外关可消详，
若是胁疼并闭结，支沟奇妙效非常。
脾家之症最可怜，有寒有热两相煎，
间使二穴针泻动，热泻寒补病俱痊。
九种心痛及脾疼，上脘穴内用神针，
若还脾败中脘补，两针神效免灾侵。
痔瘘②之疾亦可憎，表里急重最难禁，
或痛或痒或下血，二白穴从掌后寻。
三焦热气壅上焦，口苦舌干岂易调，
针刺关冲出毒血，口生津液病俱消。
手臂红肿连腕疼，液门穴内用针明，
更将一穴名中渚，多泻中间疾自轻。
中风之症症非轻，中冲二穴可安宁，
先补后泻如无应，再刺人中立便轻。
胆寒心虚病如何？少冲二穴最功多，
刺入三分不着艾，金针用后自平和。
时行疟疾最难禁，穴法由来未审明，

若把后溪穴寻得，多加艾火即时轻。

牙疼阵阵苦相煎，穴在二间要得传，
若患翻胃并吐食，中魁奇穴莫教偏。

乳蛾③之症少人医，必用金针疾始除，
如若少商出血后，即时安稳免灾危。

如今瘾疹④疾多般，好手医人治亦难，
天井二穴多着艾，纵生瘰疬灸皆安。

寒痰咳嗽更兼风，列缺二穴最可攻，
先把太渊一穴泻，多加艾火即收功。

痴呆之症不堪亲，不识尊卑枉骂人，
神门独治痴呆病，转手骨开得穴真。

连日虚烦面赤妆，心中惊悸亦难当，
若须通里穴寻得，一用金针体便康。

风眩目烂最堪怜，泪出汪汪不可言，
大小骨空皆妙穴，多加艾火疾应痊。

妇人吹乳痛难消，吐血风痰稠似胶，
少泽穴内明补泻，应时神效气能调。

满身发热痛为虚，盗汗淋淋渐损躯，
须得百劳椎骨穴，金针一刺疾俱除。

忽然咳嗽腰背疼，身柱由来灸便轻，
至阳亦治黄疸病，先补后泻效分明。

肾败腰虚小便频，夜间起止苦劳神，
命门若得金针助，肾俞艾灸起遭迍⑤。

九般痔瘘最伤人，必刺承山效若神，
更有长强一穴是，呻吟大痛穴为真。
伤风不解嗽频频，久不医时劳便成，
咳嗽须针肺俞穴，痰多宜向丰隆寻。
膏肓二穴治病强，此穴原来难度量，
斯穴禁针多着艾，二十一壮亦无妨。
腠理不密咳嗽频，鼻流清涕气昏沉，
须知喷嚏风门穴，咳嗽宜加艾火深。
胆寒由是怕惊心，遗精白浊实难禁，
夜梦鬼交心俞治，白环俞治一般针。
肝家血少目昏花，宜补肝俞力便加，
更把三里频泻动，还光益血自无瘥。
脾家之症有多般，致成翻胃吐食难，
黄疸亦须寻腕骨，金针必定夺中脘。
无汗伤寒泻复溜，汗多宜将合谷收，
若然六脉皆微细，金针一补脉还浮。
大便闭结不能通，照海分明在足中，
更把支沟来泻动，方知妙穴有神功。
小腹胀满气攻心，内庭二穴要先针，
两足有水临泣泻，无水方能病不侵。
七般疝气取大敦，穴法由来指侧间，
诸经俱载三毛处，不遇师传隔万山。
传尸劳病最难医，涌泉出血免灾危，

痰多须向丰隆泻，气喘丹田亦可施。

浑身疼痛疾非常，不定穴中细审详，
有筋有骨须浅刺，灼艾临时要度量。

劳宫穴在掌中寻，满手生疮痛不禁，
心胸之病大陵泻，气攻胸腹一般针。

哮喘之症最难当，夜间不睡气遑遑（huāng），
天突妙穴宜寻得，膻中着艾便安康。

鸠尾独治五般痫，此穴须当仔细观，
若然着艾宜七壮，多则伤人针亦难。

气喘急急不可眠，何当日夜苦忧煎，
若得璇玑针泻动，更取气海自安然。

肾强疝气发甚频，气上攻心似死人，
关元兼刺大敦穴，此法亲传始得真。

水病之疾最难熬，腹满虚胀不肯消，
先灸水分并水道，后针三里及阴交。

肾气冲心得几时，须用金针疾自除，
若得关元并带脉，四海谁不仰明医。

赤白妇人带下难，只因虚败不能安，
中极补多宜泻少，灼艾还须着意看。

吼喘之症嗽痰多，若用金针疾自和，
俞府乳根一样刺，气喘风痰渐渐磨。

伤寒过经犹未解，须向期门穴上针，
忽然气喘攻胸膈，三里泻多须用心。

脾泻之症别无他，天枢二穴刺休差，
此是五脏脾虚疾，艾火多添病不加。
口臭之疾最可憎，劳心只为苦多情，
大陵穴内人中泻，心得清凉气自平。
穴法深浅在指中，治病须臾显妙功，
劝君要治诸般疾，何不当初记玉龙。

① 瘰疬：又称鼠瘘。一般指颈部淋巴结核。

② 痔瘘：痔疮和肛瘘合称痔瘘。

③ 乳蛾（鹅）：扁桃体肿大。

④ 瘾疹：即指荨麻疹。

⑤ 邅迍（zhān zhūn）：不顺利。此处指肾虚证。

胜玉歌

本歌选自《针灸大成》。全歌 76 句，38 韵，强调了
66 穴的应用，其内容是以各部疼痛为主，共提及 50 余种
病症。

胜玉歌兮不虚言，此是杨家真秘传。
或针或灸依法语，补泻迎随随手捻。
头痛眩晕百会好，心疼脾痛上脘先。
后溪鸠尾及神门，治疗五痫①立便痊。
髀疼要针肩井穴，耳闭②听会莫迟延。
胃冷下脘却为良，眼痛须觅清冷渊。
霍乱③心疼吐痰涎，巨阙着艾便安然。

脾疼背痛中渚泻，头风眼痛上星专。
头项强急承浆保，牙腮疼紧大迎全。
行间可治膝肿病，尺泽能医筋拘挛。
若人行步苦艰难，中封太冲针便痊。
脚背痛时商丘刺，瘰疬少海天井边。
筋疼闭结支沟穴，颔④肿喉闭少商前。
脾心痛急寻公孙，委中驱疗脚风缠。
泻却人中及颊车，治疗中风口吐沫。
五疟⑤寒多热更多，间使大杼真妙穴。
经年或变劳怯者，痞满脐旁章门决。
噎气吞酸食不投，膻中七壮除膈热。
目内红痛苦皱眉，丝竹攒竹亦堪医。
若是痰涎并咳嗽，治却须当治肺俞，
更有天突与筋缩，小儿吼闭⑥自然疏。
两手酸痛难执物，曲池合谷并肩髃。
臂疼背痛针三里，头风⑦头痛灸风池。
肠鸣大便时泄泻，脐旁两寸灸天枢，
诸般气症从何治，气海针之灸亦宜。
小肠气痛⑧归来治，腰痛中空穴最奇。
腿股转酸难移步，妙穴说与后人知，
环跳风市与阴市，泻却金针病自除。
热疮臁内⑨年年发，血海寻来可治之，
两膝无端肿如斗，膝眼三里艾当施。

两股转筋承山刺，脚气复溜不须疑。

踝跟骨痛灸昆仑，更有绝骨共丘墟。

灸罢大敦除疝气，阴交针入下胎衣。

遗精白浊⑩心俞治，心热口臭大陵驱。

腹胀水分多得力，黄疸至阳便能离。

肝血盛分肝俞泻，痔疾肠风长强欺。

肾败腰痛小便频，督脉两旁肾俞除。

六十六穴施应验，故成歌诀显针奇。

① 五痫：即马、羊、鸡、猪、牛5种痫病，因其发病时，口中所发出的声音似马、似羊等，故以此命名。

② 耳闭：耳窍闭塞，气机阻滞，轻则重听，重则耳聋。

③ 霍乱：把上吐下泻同时并作的病都包括在霍乱的范围内，认为这是一种胃肠挥霍缭乱的现象。它既包括烈性传染病的"霍乱"，也包括一般夏秋间常见的急性胃肠炎。

④ 颔：位于颈的前上方，相当于颌部的下方，喉结上方软肉处。

⑤ 五疟：泛指各种类型的疟疾。《素问·刺疟论》里有肝、心、脾、肺、肾五疟的提法。这是根据所属五脏的关系而分类。

⑥ 吼闭：即高声大叫，牙关紧闭，神志不清之症。此证多因邪热、痰浊等病邪闭阻于内所致。

⑦ 头风：指头痛日久不愈，时发时止，甚至一触即发的病症。症见头部剧烈疼痛，痛连眉梢、眼睛，甚至目

昏不能睁开，头不能抬，头皮发麻，有的患者可兼见眼部的症状。

⑧ 小肠气痛：是属于疝气之类，临床特点是少腹疼痛，阴囊偏坠肿痛，上连腰部或下腹气上冲心胸，直达咽喉。

⑨ 热疮臁内：一种小腿慢性溃疡。指在外科中最为缠绵的臁疮，俗名烂腿。由于湿热下注，气血凝滞而成。内治宜活血通络，清热利湿。

⑩ 白浊：即指阴茎热痛，时时流出秽浊如脓的浊液。大多为湿热内蕴，或为色欲过度所致。

第四章　常用腧穴主治及临床应用

手太阴肺经穴

(1) 尺泽（合穴）

主治：咳嗽，咯血，潮热，咽喉肿痛，吐泻，小儿惊风，肘臂挛缩。

临床应用：配肺俞、厥阴俞、支沟治疗胸痛咳嗽；配内庭、复溜治疗痿证；配委中、人中治疗急性腰扭伤。

(2) 孔最（郄穴）

主治：咯血、咳嗽、气喘、咽喉肿痛等肺系疾病；肘臂挛缩。

临床应用：配尺泽、肺俞治疗咳嗽胸痛。

(3) 列缺（络穴，八脉交会穴，通任脉）

主治：伤风，咳嗽，气喘，咽喉肿痛，半身不遂，口眼㖞斜，项强。

临床应用：配合谷治疗牙痛；配风池、合谷治疗外感头痛；配太渊、尺泽、足三里治疗肺痨咳嗽；配上星、迎香治疗慢性鼻炎。

(4) 太渊（输穴，原穴，八会穴之脉会）

主治：咳嗽、气喘等肺系疾患；无脉症；腕臂痛。

临床应用：配肺俞、脾俞、足三里治疗咳嗽哮喘；配心俞、内关治疗心悸；配中极、阴陵泉治疗遗尿；配复溜、内庭治疗消渴。

(5) 少商（井穴）

主治：咽喉肿痛，咳嗽，鼻衄，中风昏迷，癫狂，中暑呕吐，小儿惊风。

临床应用：配中冲、关冲治疗中风；配合谷治疗咽喉肿痛。

手阳明大肠经穴

(1) 合谷（原穴）

主治：头痛，目赤肿痛，齿痛，咽喉肿痛，口眼㖞斜，半身不遂，腹痛，发热恶寒，无汗，多汗，经闭、滞产等妇产科病证。

临床应用：配风池治疗外感头痛；配足三里、三阴交治疗气血不足之头痛；配地仓、颊车治疗牙痛；配复溜治疗自汗、盗汗；配太冲息风止痉，治疗痉病、急惊风；配大椎、风池、足三里治疗中暑。

(2) 手三里

主治：腹胀，吐泻，齿痛，失喑，颊肿，瘰疬，偏瘫，手臂麻痛、肘挛不伸，眼目诸疾。

临床应用：配温溜、曲池、中渚、丰隆治疗喉痹不能言；配肩髃、合谷治疗腹胀、吐泻。

(3) 曲池（合穴）

主治：热病，手臂肿痛无力，半身不遂，瘾疹，腹痛，痢疾，高血压。

临床应用：配阴陵泉、三阴交治疗痹证；配人迎、足三里治疗高血压；配合谷、血海治疗瘾疹。

(4) 肩髃（手阳明、阳跷之会）

主治：肩臂挛痛或上肢不遂等肩、上肢病症，瘾疹。

临床应用：配阳溪治疗瘾疹；配条口透承山治疗肩周炎。

(5) 迎香（手足阳明之会）

主治：鼻塞不通，鼻衄，口眼㖞斜，面痒，胆道蛔虫。

临床应用：配合谷、列缺治疗鼻病；配阳陵泉、丘墟治疗胆道蛔虫；配四白、地仓、阳白治疗面神经麻痹。

足阳明胃经穴

(1) 四白

主治：目疾，口眼㖞斜，面三叉神经痛、肌痉挛，头痛，眩晕。

临床应用：透刺迎香治疗胆道蛔虫。

(2) 地仓（跷脉、手足阳明之会）

主治：唇缓不收，口眼㖞斜，齿痛，流涎、流泪。

临床应用：配承浆、颊车治疗面神经麻痹、三叉神经痛等。

(3) 下关（足阳明、少阳之会）

主治：面痛，齿痛，耳鸣，耳聋，牙关紧闭，口眼㖞斜，下颌疼痛。

临床应用：配颊车、合谷、内庭等治疗牙痛；配翳风治疗耳鸣等。

(4) 头维（足少阳、阳明之会）

主治：头痛，目眩，目痛。

临床应用：配天柱、攒竹治疗眩晕。

(5) 天枢（大肠募穴）

主治：腹痛，腹胀，肠鸣泄泻，痢疾，便秘，肠痈，月经不调，热病。

临床应用：配上巨虚、中脘、足三里治疗慢性肠炎、便秘等胃肠道疾病，配足三里、合谷治疗荨麻疹。

(6) 犊鼻

主治：膝痛，屈伸不利，下肢麻痹。

临床应用：配膝关、梁丘、阳陵泉治疗膝关节炎。

(7) 足三里（合穴）

主治：胃痛，呕吐，噎膈，腹胀，泄泻，便秘，痢疾，乳痈，下肢痹痛，脚气，水肿，癫狂，虚劳羸瘦。本穴为保健要穴。

临床应用：配阳陵泉、阴陵泉、三阴交、复溜治疗足痿失履不收；配脾俞、三阴交、太冲治疗闭经；配曲池、丰隆、三阴交治疗头晕目眩。

（8）条口

主治：下肢痿痹，转筋，肩痹痛，脘腹疼痛。

临床应用：透刺承山治疗肩周炎。

（9）丰隆（络穴）

主治：头痛，眩晕，癫狂，咳嗽多痰等痰饮病证，下肢痿痹，腹胀，便秘。

临床应用：配支沟治疗便秘；配百会、阴陵泉治疗眩晕头痛；配天突、廉泉治疗梅核气。

（10）内庭（荥穴）

主治：齿痛，口臭，口渴，咽喉肿痛，鼻衄，腹痛，腹胀，泄泻，痢疾，足背肿痛，热病，胃痛吐酸。

临床应用：配合谷治疗牙龈肿痛。

足太阴脾经穴

（1）公孙（络穴，八脉交会穴，通于冲脉）

主治：胃痛、呕吐、腹痛、腹泻、痢疾等脾胃肠腑病证；心烦失眠、狂证等神智病证；逆气里急、气上冲心（奔豚气）等冲脉病证。

临床应用：配天枢、足三里治疗急性胃肠炎；配中脘、内关治疗呃逆；配申脉、丘墟、解溪治疗足内翻、足下垂；配阴陵泉、膀胱俞、中极治疗癃闭。

（2）三阴交（足太阴、厥阴、少阴之会）

主治：肠鸣泄泻，腹胀，月经不调，带下，阴挺，不孕，滞产，遗精，阳痿，疝气，下肢痿痹，脚气，失眠。

临床应用：配阴陵泉、天枢治疗痢疾；配神门、心俞治疗心悸、失眠；配合谷、足三里治疗产后乳少；配解溪、太冲、合谷治疗血栓闭塞性脉管炎。

(3) 地机（郄穴）

主治：痛经、崩漏、月经不调等妇科病证；腹痛、腹泻等脾胃病证；小便不利、水肿等脾不运化水湿病证。

临床应用：配血海、三阴交治疗痛经、月经不调；配足三里治疗急性胃肠炎。

(4) 阴陵泉（合穴）

主治：腹胀，水肿，黄疸，小便不利或失禁，遗精，膝痛。

临床应用：配三阴交治疗腹痛；配水分治疗水肿。

(5) 血海

主治：月经不调，痛经，经闭，湿疹，瘾疹，丹毒。

临床应用：配带脉治疗月经不调；配合谷、曲池、三阴交治疗荨麻疹。

足少阴心经穴

(1) 通里

主治：暴喑，舌强不语，心悸怔忡，腕臂痛。

临床应用：配太阳、风池治疗头痛、目眩、眼花；配腕骨治疗狂证、精神分裂症。

（2）神门（原穴，输穴）

主治：心痛，心烦，健忘失眠，惊悸怔忡，掌中热。

临床应用：配支正、心俞治疗心神失养，健忘失眠；配大椎、丰隆治疗癫狂、痫证。

手太阳小肠经穴

（1）少泽（井穴）

主治：乳痈、乳汁少等乳疾；昏迷、热病等急症、热证；头痛、目翳、咽喉肿痛等头面五官病证。

临床应用：配膻中、合谷、三阴交治疗乳少；配少商、商阳、中冲、关冲、少冲治疗闭证昏迷。

（2）后溪（输穴，八脉交会穴之一，通督脉）

主治：头项强痛，腰背痛，耳聋，目赤，肘臂及手指挛痛，疟疾，癫狂痫证。

临床应用：配天柱治疗颈项强痛，落枕；配翳风、听宫治疗耳鸣、耳聋。

（3）天宗

主治：肩胛疼痛、肩背部损伤等局部病症；气喘。

临床应用：配少泽、乳根治疗急性乳腺炎。

（4）听宫（手、足少阳与手太阳之会）

主治：耳聋，耳鸣，聤耳，齿痛。

临床应用：配翳风、外关治疗耳聋、耳鸣；配颊车、合谷治疗牙龈炎、齿痛。

足太阳膀胱经穴

(1) 睛明

主治：目赤肿痛、流泪、视物不明、目眩、近视、夜盲、色盲等目疾；急性腰扭伤，坐骨神经痛；心悸、怔忡。

临床应用：配攒竹、合谷、太阳治疗急性结膜炎、近视、斜视等目疾。

(2) 攒竹

主治：头痛，眉棱骨痛；眼睑动、眼睑下垂、口眼喎斜、目视不明、流泪、目赤肿痛等目部病证；呃逆。

临床应用：配阳白、太阳、丝竹空治疗上眼睑下垂、眼睑动；透刺鱼腰治疗眉棱骨痛。

(3) 风门（督脉、足太阳之会穴）

主治：感冒，咳嗽，发热，头痛，项强，胸背痛。

临床应用：配肩井、支沟治疗肩背疼痛，肋间神经痛；配合谷、外关治疗发热，咳嗽。

(4) 肺俞（背俞穴）

主治：咳嗽，气短，咯血，骨蒸潮热，盗汗。

临床应用：配中府治疗咳嗽；配膏肓、三阴交治疗骨蒸、潮热、盗汗。

(5) 膈俞（八会穴之血会）

主治：呕吐、呃逆、气喘、吐血等上逆之证；贫血；

瘾疹，皮肤瘙痒；潮热，盗汗。

临床应用：配颊车、合谷、内庭等治疗牙痛；配翳风治疗耳鸣等。

(6) 胃俞 （背俞穴）

主治：胃脘痛，腹胀，呕吐，肠鸣。

临床应用：配上巨虚、三阴交治疗泄泻，痢疾；配中脘治疗胃痛，呕吐。

(7) 肾俞 （背俞穴）

主治：腰痛、遗精、阳痿、遗尿、月经不调、带下等生殖泌尿系疾患，耳鸣，耳聋。

临床应用：配殷门、委中治疗腰膝酸软；配京门治疗遗精，阳痿，月经不调。

(8) 委中 （合穴）

主治：腰背痛，下肢痿痹，腹痛，急性吐泻，遗尿，小便不利，丹毒。

临床应用：配肾俞、腰阳关治疗腰腿痛，坐骨神经痛；配曲池、风市治疗湿疹，疔疮。

(9) 秩边

主治：腰骶痛，下肢麻痹，小便不利，便秘，痔疾。

临床应用：配支沟、承山治疗大小便不利；配阳陵泉、委中治疗下肢痿痹。

(10) 承山

主治：腰腿拘急疼痛，痔疾，便秘。

临床应用：配环跳、阳陵泉治疗腓肠肌痉挛，下肢痿痹；配大肠俞、秩边治疗便秘。

(11) 昆仑（经穴）

主治：后头痛，项强，腰骶疼痛，足踝肿痛，癫痫，滞产。

临床应用：配风池、后溪治疗头痛、惊厥；配风市、阳陵泉治疗下肢痿痹。

(12) 至阴（井穴）

主治：头痛，目痛，鼻塞，鼻衄，胎位不正，滞产。

临床应用：配三阴交治疗胞衣不下，难产；配风池、攒竹治疗头痛连及目痛、眉棱骨痛。

足少阴肾经穴

(1) 涌泉（井穴）

主治：头痛，头晕，咽喉痛，便秘，小儿惊风，足心热，癫证，昏厥。

临床应用：配百会、人中治疗昏厥，癫痫，休克；配四神聪、神门治疗头晕、失眠、癔病。

(2) 太溪（输穴，原穴）

主治：头痛目眩，咽喉肿痛，齿痛，耳聋，耳鸣，气喘，月经不调，失眠，健忘，遗精，阳痿，小便频数，腰脊痛，下肢厥冷，内踝肿痛。

临床应用：配复溜、肾俞治疗肾虚不足、虚火上炎之咽炎，齿痛；配关元、气海、中极治疗遗尿、癃闭、水肿；配飞扬治疗头痛目眩。

(3) 照海（八脉交会穴，通于阴跷脉）

主治：失眠，癫痫等精神、神志疾患；咽喉干痛、目赤肿痛等五官热性疾患；月经不调、带下、阴挺等妇科病证；小便频数，癃闭。

临床应用：配支沟治疗便秘；配列缺治疗慢性咽炎；配申脉治疗复视。

(4) 复溜

主治：水肿、汗证（无汗或多汗）等津液输布失调疾患；腹胀、腹泻等胃肠疾患；腰脊强痛，下肢痿痹。

临床应用：配太溪、肾俞治疗近视、青光眼；配阴郄、合谷治疗盗汗、自汗；配太溪、太冲治疗眩晕、高血压；配三阴交治疗足跟痛。

手厥阴心包经穴

(1) 内关（络穴，八脉交会穴，通阴维脉）

主治：心痛，心悸，胸闷，胃痛，呕吐，失眠，癫证，眩晕，热病。

临床应用：配灵道、心俞治疗胸痹；配水沟、足三里治疗休克；配公孙治疗胃痛。

(2) 大陵（输穴，原穴）

主治：心痛、心悸、胸胁满痛、胃痛呕吐、口臭等胃腑病证；喜笑悲恐、癫狂痫等神志疾患；臂、手挛痛。

临床应用：配丰隆、太冲治疗癫证、狂证；配通里、内庭治疗舌疮；配神门治疗心悸。

手少阳三焦经穴

(1) 外关（络穴，八脉交会穴，通阳维脉）

主治：热病，头痛，耳聋，耳鸣，目赤肿痛，瘰疬，胁肋痛，上肢痹痛。

临床应用：配大椎、曲池治疗感冒发热；配手三里、肩髃、合谷治疗上肢瘫痪。

(2) 支沟（经穴）

主治：暴喑，耳鸣，耳聋，瘰疬，胁肋痛，便秘，热病。

临床应用：配照海治疗便秘；配日月、阳陵泉治疗肋间神经痛。

(3) 翳风（手足少阳之会）

主治：耳鸣，耳聋，口眼㖞斜，牙关紧闭，颊肿，瘰疬。

临床应用：配耳门、听宫治疗耳鸣，耳聋；配颊车、地仓、太阳治疗面神经麻痹。

(4) 角孙

主治：目赤肿痛，目翳，齿痛，颊肿，项强，头痛。

临床应用：配听宫、翳风治疗耳部肿痛；配颊车、下关、合谷治疗牙痛。

足少阳胆经穴

(1) 听会

主治：耳鸣、耳聋、聤耳等耳疾；齿痛，口眼㖞斜。

临床应用：配翳风治疗耳鸣、耳聋、中耳炎等耳疾；配下关、合谷治疗颞下颌关节炎。

(2) 风池（足少阳、阳维之会）

主治：头痛，眩晕，颈项强痛，目赤痛，疟疾，热病，感冒，癫痫。

临床应用：配太阳、太冲、合谷治疗头痛、眩晕；配神门、三阴交治疗失眠；配关冲、液门、商阳治疗热病汗出不止。

(3) 环跳（足少阳、太阳之会）

主治：腰腿疼痛，半身不遂，下肢痿痹。

临床应用：配殷门、阳陵泉、委中、昆仑治疗坐骨神经痛、下肢痿痹。

(4) 风市

主治：下肢痿痹、麻木及半身不遂等下肢疾患；遍身瘙痒。

临床应用：配环跳、阳陵泉治疗下肢痹证；配阿是穴治疗股外侧皮神经炎。

(5) 阳陵泉（合穴，八会穴之筋会）

主治：半身不遂，下肢痿痹，脚气，胁痛，口苦，呕吐，黄疸，小儿惊风。

临床应用：配胆俞、日月治疗胆囊炎；配环跳、昆仑治疗腰腿痛。

（6）悬钟（八会穴之髓会）

主治：半身不遂，项强，胸胁胀痛，下肢痿痹，咽喉肿痛，脚气，痔疾。

临床应用：配后溪治疗落枕。

（7）丘墟

主治：目赤肿痛、目翳等目疾；颈项痛、腋下肿、胸胁痛、外踝肿痛等痛证；足内翻，足下垂。

临床应用：配太冲、风池治疗肝阳上亢之头痛眩晕；配听宫、翳风治疗实证之耳鸣、耳聋；配外关治疗急性腮腺炎。

足厥阴肝经穴

（1）行间（荥穴）

主治：中风、癫痫、头痛、目眩、目赤肿痛、青盲、口㖞等肝经风热所致的头目病证；月经不调、痛经、经闭、崩漏、带下等妇科经带病证；阴中痛，疝气；遗精、癃闭、五淋等泌尿系病证；胸胁满痛。

临床应用：配太阳、太冲、合谷治疗头痛、眩晕；配关冲、液门、商阳治疗热病汗出不止。

（2）太冲（俞穴，原穴）

主治：头痛，眩晕，目赤肿痛，口苦，胁痛，疝气，崩漏，月经不调，遗尿，小儿惊风，癫痫，呕逆，下肢痿痹。

临床应用：配合谷称四关，治疗头痛，眩晕，小儿惊风，高血压。

(3) 期门（肝之募穴）

主治：胸胁胀痛、呕吐、吞酸、呃逆、腹胀、腹泻等肝胃病证；奔豚气；乳痈。

临床应用：配间使、阿是穴治疗胁痛；配太冲、内关治疗肝气犯胃型胃痛、呃逆；配乳根、膻中治疗急性乳腺炎。

任脉穴

(1) 中极（募穴，足三阴、任脉之会）

主治：小便不利，遗尿，阳痿，遗精，疝气，月经不调，带下，崩漏，阴挺，不孕。

临床应用：配肾俞、气海、三阴交治疗月经不调；配蠡沟、漏谷、承扶、至阴治疗小便不利、失禁。

(2) 关元（足三阴、任脉之会，小肠募穴）

主治：中风脱证，虚劳羸瘦，小便频数，遗尿，泄泻，遗精，阳痿，月经不调。

临床应用：配三阴交治疗遗尿；配水道、三阴交治疗小儿急性肾炎。

(3) 气海（肓之原穴）

主治：绕脐腹痛，水谷不化，腹泻，痢疾，便秘，小便不利，遗尿，遗精，阳痿，疝气，月经不调，痛经，崩漏，带下，阴挺，产后恶露不止，胞衣不下，脏器虚惫，形体羸瘦，虚脱，乏力。

临床应用：配丹田、委中治疗虚证；配石门治疗崩中漏下。

(4) 神阙

主治：虚脱，腹痛，脱肛，泄泻，水肿。

临床应用：配公孙治疗腹虚胀如鼓；配水分、三间治疗肠鸣泄泻。

(5) 中脘（胃经募穴，八会穴之腑会）

主治：胃痛，腹胀，呕吐，呃逆，吞酸，泄利。

临床应用：配天枢治疗霍乱、吐泻；配气海治疗便血、呕血、脘腹胀痛；配足三里治疗胃痛泄泻、黄疸、四肢无力。

(6) 膻中（心包募穴，八会穴之气会）

主治：咳嗽、气喘、胸闷、心痛、噎膈、呃逆等胸中气机不畅的病证；产后乳少、乳痈、乳癖等胸乳病证。

临床应用：配丰隆、列缺、天突治疗咳嗽、哮喘；配少泽、乳根治疗产后乳少、乳腺增生。

督脉穴

(1) 腰阳关

主治：腰骶疼痛，下肢痿痹，月经不调，赤白带下，遗精，阳痿。

临床应用：配肾俞、次髎、委中治疗寒湿性腰痛、腿痛；配肾俞、环跳、足三里、委中治疗坐骨神经痛，下肢痿软无力。

(2) 命门

主治：腰脊冷痛，下肢痿痹，月经不调，赤白带下，痛经，经闭，不孕，遗精，阳痿，精冷不育，小便频数，小腹冷痛，腹泻。

临床应用：配肾俞治疗肾虚腰痛、小便频；配长强、三阴交治疗遗尿症。

(3) 大椎 （手足三阳及督脉之会）

主治：热病，疟疾，咳嗽，气喘，骨蒸盗汗，头痛项强，肩背痛，腰脊强，癫痫。

临床应用：配列缺治疗风寒感冒；配间使、后溪、复溜治疗疟疾。

(4) 百会 （督脉、足太阳之会）

主治：头痛，眩晕，中风不语，癫狂，脱肛，阴挺，泄泻，健忘，不寐。

临床应用：配脑空、天柱治疗头风；配人中、十宣、足三里治疗晕厥；配三里、长强、承山治疗脱肛。

(5) 神庭 （督脉、足太阳、阳明之会）

主治：头痛，目眩，目赤目翳，鼻渊，鼻衄，癫狂痫，失眠，惊悸。

临床应用：配上星、肝俞、肾俞、百会治疗雀目，目翳；配攒竹、迎香、风门、至阴、通谷治疗鼻渊。

（6）水沟（督脉与手、足阳明之会）

主治：昏迷，晕厥，癫狂痫，小儿惊风，口角㖞斜，腰脊强痛。

临床应用：配中脘、气海、曲池、合谷、中冲、足三里、内庭治疗中暑；配合谷、阳陵泉治疗惊厥。

索 引